实用临床护理与管理

主　编　那　娜

江西科学技术出版社

江西·南昌

图书在版编目（CIP）数据

实用临床护理与管理 / 那娜主编. —南昌：江西科学技术出版社, 2020.10（2023.7重印）

ISBN 978-7-5390-7536-5

Ⅰ.①实… Ⅱ.①那… Ⅲ.①护理学②护理学 – 管理学 Ⅳ.①R47

中国版本图书馆CIP数据核字（2020）第191750号

国际互联网（Internet）地址：

http://www.jxkjcbs.com

选题序号：KX2020068

图书代码：B20309-102

实用临床护理与管理

那娜　主编

出版发行	江西科学技术出版社
社址	南昌市蓼洲街2号附1号
	邮编：330009　电话：（0791）86623491　86639342（传真）
印刷	永清县晔盛亚胶印有限公司
经销	全国各地新华书店
开本	787 mm×1092 mm　1/16
字数	195千字
印张	8.5
版次	2020年10月第1版　2023年7月第2次印刷
书号	ISBN 978-7-5390-7536-5
定价	42.00元

赣版权登字-03-2020-329

版权所有　侵权必究

（赣科版图书凡属印装错误，可向承印厂调换）

前　言

　　护理是一门研究如何诊断和处理人类对存在的或潜在的健康问题反应的科学。随着医学科技的进步与发展、生活水平的提高，人们对医护服务的要求也不断提升，对护理学科的发展而言，正是机遇与挑战并存的时刻。护理学的相关理论基础以及更多人性化的护理方法技术层出不穷，目的则是为了更好地服务患者。本编委会鉴于护理学近年来的进展，为了更好地提高临床医护人员的护理水平，特编写此书，为广大临床医护人员提供参考。

　　本书共分为四章，内容包括《呼吸系统疾病护理》《消化系统疾病护理》《护理安全管理》《医院科研管理》。

　　本书针对涉及的每种疾病都进行了详细叙述，包括疾病的介绍、护理评估、护理要点、护理目标、护理问题、护理措施、操作规范、注意事项以及对患者的健康教育等，内容丰富，重点强调临床实用价值。

　　为了进一步提高临床护理人员的护理水平，编委会人员在多年临床护理经验基础上，参考诸多书籍、资料，认真编写了此书，望谨以此书为广大医护人员提供帮助。

　　本书在编写过程中，借鉴了诸多护理相关临床书籍与资料文献，在此表示衷心的感谢。由于编委会人员均身负一线护理临床工作，故编写时间仓促，可能有错误及不足之处，恳请广大读者见谅，并给予批评指正，以更好地总结经验，以起到共同进步、提高临床护理水平的目的。

目录
CONTENTS

第一章 呼吸系统疾病护理

第一节 急性上呼吸道感染与急性气管－支气管炎的护理

一、概述

急性呼吸道感染包括急性上呼吸道感染和急性气管－支气管炎。急性上呼吸道感染是指鼻、咽、喉部位急性炎症的总称，一般病情较轻，病程较短，预后良好，发病率较高，有一定的传染性。全年皆可发病，冬春季较多。急性气管－支气管炎是由于感染或非感染因素（如物理、化学刺激）引起的气管、支气管黏膜的急性炎症。

（一）急性上呼吸道感染病因病机

70%～80%的急性上呼吸道感染由病毒感染引起，主要有流感病毒、副流感病毒、呼吸道合胞病毒、腺病毒等。细菌感染可伴或继病毒感染之后发生，常见有溶血性链球菌、流感嗜血杆菌、肺炎球菌等。当人体免疫力降低时，容易发病。又由于病毒类型较多，病毒容易发生变异，且没有交叉免疫，人体感染后产生的免疫力短暂且弱，容易反复发生感染。少数患者年老体弱，或原本有某种疾病的患者，免疫能力低下者，容易发生革兰阴性杆菌感染。

（二）急性气管－支气管炎病因病机

1.感染　这是本病最常见的病因。可由病毒、细菌直接感染引起，也可由上呼吸道感染的病毒或细菌向下蔓延引起，也可在病毒感染的基础上继发细菌感染。常见的病毒为冠状病毒、腺病毒、流感病毒、副流感病毒、呼吸道合胞病毒等。常见细菌为流感嗜血杆菌、肺炎球菌、葡萄球菌等。

2.物理、化学性刺激　如冷空气、粉尘、刺激性气体或烟雾吸入，使气管－支气管受到急性刺激和损伤，导致发病。

3.过敏反应　吸入花粉、真菌孢子等过敏原，或对细菌蛋白质过敏，均可引起气管－支气管炎症。

二、护理评估

（一）健康史

1.急性上呼吸道感染　询问患者是否有受凉、淋雨等病史，询问患者是否有流鼻涕、打喷嚏、咽痛、头痛、发热等症状，询问是否服过药物，效果如何。

2.急性气管－支气管炎　询问患者是否有急性上呼吸道感染等病史,是否有咳嗽、咳痰、发热等症状,询问是否诊断治疗过,效果如何。

(二)身体状况

1.急性上呼吸道感染　根据病因和病变范围的不同,临床表现可有不同的类型。

(1)普通感冒:俗称"伤风",以鼻咽部卡他症状为主要表现。起病较急,潜伏期 1～3 天不等,随病毒而异。主要表现为喷嚏、鼻塞、流清水样鼻涕,也可表现为咳嗽、咽干、咽痒或灼热感。发病同时或数小时后可有喷嚏、鼻塞、流清水样鼻涕等症状。2～3 天后鼻涕变稠,常伴咽痛、流泪、味觉减退、声音嘶哑、少量咳嗽等症状。一般无发热及全身症状,或仅有低热、轻度畏寒、头痛体检可见鼻腔黏膜充血、水肿、有分泌物,咽部轻度充血。病有一定的自限性,如无并发症,5～7 天可痊愈。

(2)病毒性咽炎或喉炎

①急性病毒性咽炎:多由鼻病毒、腺病毒、流感病毒、副流感病毒以及呼吸道合胞病毒等引起。临床特征为咽部发痒或灼热感,咳嗽少见,咽痛不明显。当吞咽疼痛时,常提示有链球菌感染。流感病毒和腺病毒感染时可有发热和乏力。体检咽部明显充血水肿,颌下淋巴结肿大且触痛。

②急性病毒性喉炎:多由流感病毒、副流感病毒及腺病毒等引起。临床以声嘶、讲话困难、咽痛,常伴有发热、咳嗽。体检可见喉部水肿、充血,局部淋巴结轻度肿大和触痛。

(3)急性疱疹性咽峡炎:多由科萨奇病毒 A 引起,主要表现为明显咽痛和发热,病程约 1 周。多见于夏季,儿童多见,成年人偶见。体检可见咽充血,软腭、悬雍垂、咽和扁桃体表面有灰白色疱疹及浅表溃疡,周围有红晕,后期形成疱疹。

(4)急性咽结膜热:主要由科萨奇病毒、腺病毒引起。主要表现为发热、咽痛、流泪、畏光,多见于夏季,儿童多见,体检可见咽部充血明显,结合膜充血。病程多为 4～6 天,游泳者多见。

(5)急性咽－扁桃体炎:多由溶血性链球菌引起。常起病迅速,畏寒发热,体温可达 39℃以上,咽痛明显。体检可见咽部充血,扁桃体肿大,其上可见黄色点状渗出物,颌下淋巴结肿大、压痛。肺部无明显异常。

2.急性气管－支气管炎　常先有上呼吸道感染病史,随后出现咳嗽、咳痰。部分患者可出现全身症状,可有发热、头痛等,体温多在 38℃左右,多于 3～5 天降至正常。咳嗽咳痰常为阵发性,痰量逐渐增多,由黏液性转变为黏液脓性或脓性痰,咳嗽程度加剧。咳嗽咳痰可延续2～3 周才消失。体检呼吸音可正常,也可闻及干湿啰音。

(三)辅助检查

1.血常规检查　病毒感染白细胞正常或偏低,淋巴细胞比例增多;细菌感染白细胞总数常增多,中性粒细胞增多。

2.X 线检查　胸部 X 线多正常。

3.病原学检查　细菌培养可判断细菌类型并做药物敏感试验以指导临床用药。因病毒类型繁多,且对治疗无明显帮助,一般无须明确病原学检查。

（四）心理—社会状况

评估患者对疾病的心理状态，评估家庭社会对其医疗支撑程度，是否带给患者任何心理负担。

三、治疗原则

1.针对病原治疗　对于病毒感染者，给予抗病毒治疗，如利巴韦林、奥斯他韦、金刚烷胺等；对于细菌感染者，给予抗生素治疗，可给予大环类脂类、青霉素类、头孢菌素类、喹诺酮类药物。

2.对症治疗　对于咳嗽无痰且咳嗽较严重者，可给予镇咳药物右美沙芬、喷托维林（咳必清）等；咳嗽有痰者可给予止咳化痰药物，如盐酸氨溴索、溴已新（必嗽平）等，也可根据情况加用雾化吸入使痰液变稀薄，易于咳出；也应用中药止咳化痰药物。发热者，可用解热镇痛剂。咽痛者，可给予含片，如金嗓子喉宝、西瓜霜润喉片等。

四、护理诊断

1.舒适的改变（鼻塞、流涕、咽痛）　与病毒和（或）细菌感染有关。

2.清理呼吸道无效　与呼吸道感染、痰液黏稠有关。

3.体温过高　与感染有关。

4.潜在并发症　鼻窦炎、中耳炎、心肌炎、肾炎。

五、护理目标

能减轻不适感，能进行有效咳嗽，能不发生并发症。

六、护理措施

1.一般护理　病情较重或年老体弱者应卧床休息，忌烟、多饮水，室内保持空气流通。注意保暖，防止受凉。注意呼吸道隔离，嘱患者避免到人多的地方，必要时需戴口罩，患者咳嗽打喷嚏时应以纸巾捂住，避免传染给他人。多饮水，给予清淡易消化、营养丰富的食物，补充足够的热量。

2.病情观察　观察患者咽痛、流涕、流泪的情况，观察患者咳嗽咳痰的性质、程度、痰量的改变，观察患者体温变化，观察血常规、X线胸片改变。注意是否有耳痛、心悸、尿液发生改变等症状。

3.对症护理　发热患者，应密切监测体温，并嘱多饮水，必要时给予物理降温措施，如湿敷、温水擦浴、酒精擦浴等，如体温过高，可给予解热镇痛剂降温。过敏患者，需远离过敏原。

4.药物护理　嘱患者听从医嘱进行服药，应按时按量服用，不可漏服或多服。使用解热镇痛药者，注意观察出汗情况，如出汗较多，需及时擦干并更换衣服。应用抗生素患者，注意观察皮肤黏膜有无皮疹等过敏现象，或其他过敏表现，嘱患者出现异常时，需及时就诊。

5.心理护理　急性呼吸道感染的患者，一般病情较轻，患者没有心理负担。但如发生并发症后，会出现心理负担。应给予安慰，并鼓励患者积极治疗和配合，早日康复。咳嗽较剧烈等症状较严重时,影响到患者的日常生活,会导致患者情绪烦躁等负面心理,应与患者及时沟通,并嘱按时服药,争取早日康复。

6.健康教育

(1)知识指导:向患者和家属介绍疾病发生发展基本过程以及可能带来的后果,介绍本病相关的防治知识,指导患者注意保暖防寒,疾病流行期间,避免到人群聚集的地方,必要时需戴口罩进行防护。

(2)生活指导:保持房间空气流通,温度湿度适宜。在身体允许的情况下,进行适当的体育锻炼,增强体质,提高机体免疫力。

七、护理评价

1.患者能否遵医嘱服药。

2.患者症状体征是否好转。

3.有无并发症发生。

4.能否坚持进行体育锻炼。

第二节　慢性支气管炎的护理

一、概述

1.病因　其病因尚未完全清楚,目前认为主要与以下因素有关:

(1)吸烟:吸烟与慢支的发生密切相关。香烟中含焦油、尼古丁和氢氰酸等化学物质,可损伤气道上皮细胞,导致纤毛运动障碍,气道净化功能下降,并能刺激黏膜下感受器,使副交感神经功能亢进,引起支气管平滑肌收缩,支气管黏膜充血水肿、黏液积聚,易引起感染和发病。

(2)感染因素:感染是慢支发生和发展的重要因素之一。病毒、支原体和细菌感染为本病急性发作的主要原因。病毒感染以乙型流感病毒、鼻病毒、腺病毒和呼吸道合胞病毒为常见。细菌感染以肺炎链球菌、流感嗜血杆菌、甲型链球菌、葡萄球菌多见。

(3)大气污染:大气中的有害气体如二氧化硫、二氧化氮、氯气及臭氧等对气道黏膜上皮均有刺激。其他粉尘如二氧化硅、煤尘、棉屑等也可对支气管黏膜造成损伤,使纤毛清除功能下降,黏液分泌增加,为细菌、病毒等感染创造了条件。

(4)气候因素:寒冷空气可刺激腺体分泌黏液增加,使纤毛运动减弱,削弱气道防御功能。还可反射性引起支气管平滑肌痉挛,黏膜血管收缩,局部血循环障碍,易于继发感染。

(5)过敏因素:有调查显示,喘息型慢性支气管炎患者,多有过敏史,对多种抗原激发的皮肤试验阳性率高于对照组,在患者痰液中嗜酸性粒细胞与组胺含量增高。过敏反应可使支气管平滑肌痉挛、组织损伤和炎症发生,加重气道狭窄而导致疾病发生。

(6)其他因素:如全身或呼吸道局部防御功能减退、自主神经功能失调、营养不良、蛋白酶－抗蛋白酶失衡等均可促使疾病的发生与发展。

2.病理 支气管上皮细胞变性、坏死、脱落,后期出现鳞状上皮化生,纤毛变短、粘连、倒伏、脱失;各级支气管壁也有多种炎症细胞浸润。随着病情的继续发展,炎症向周围扩散,黏膜下层平滑肌束可断裂萎缩,黏膜下和支气管周围纤维组织增生。在病程发展过程中,支气管壁的损伤—修复过程反复发生,引起支气管壁重塑,瘢痕形成;进一步发展形成阻塞性肺气肿时可见肺泡腔扩大,肺泡弹性纤维断裂。

二、护理评估

1.健康史 询问患者是否有吸烟史,平均每日吸烟多少,吸烟历史有多久,是否有被动吸烟情况。询问患者既往是否有咳嗽咳痰,痰的颜色、性状如何,是否每年发病,发病时间多久,既往是否有过诊断,用药情况。本次发病是否有感染等诱因存在。

2.身体状况

(1)症状:起病缓慢,病程较长,部分患者发病前有急性支气管炎、流感或肺炎等急性感染史,由于迁延不愈而发展为本病。主要表现如下:①咳嗽、咳痰:慢性反复咳嗽、咳痰是本病突出表现。轻者仅在冬、春季发病,尤以清晨起床前后最明显,白天咳嗽较少。重症患者四季均咳,冬春加剧,日夜咳嗽,早晚尤为剧烈。一般痰呈白色黏液泡沫状,偶因剧咳而痰中带血。②气喘:当合并呼吸道感染时,由于细支气管黏膜充血水肿,痰液阻塞及支气管管腔狭窄,可以产生气喘,为喘息型慢支表现。③反复感染:寒冷季节或气温骤变时,容易发生呼吸道感染,此时患者气喘加重,痰量明显增多且呈脓性,伴有全身乏力、畏寒、发热等。

(2)体征:早期多无特殊体征。急性发作时,双肺可闻及少许啰音或干啰音,多在背部及肺底部,咳嗽后可减少或消失。喘息型慢支发作时,可闻及哮鸣音及呼气延长,而且不易完全消失。长期反复发作可有肺气肿征象。

(3)临床分型:慢性支气管炎可分为单纯型和喘息型2型。按病情进展又可分为3期:①急性发作期:指在1周内出现脓性或黏液脓性痰,痰量明显增加,或伴有发热等炎症表现,或咳、痰、喘任何一项症状明显加剧。②慢性迁延期:指有不同程度的咳、痰、喘症状迁延1个月以上者。③临床缓解期:经治疗或自然缓解,症状基本消失或偶有轻微咳嗽、少量痰液,持续两个月以上者。

3.辅助检查

(1)血液检查:慢支急性发作期或并发肺部感染时,可见白细胞计数及中性粒细胞增多。缓解期多无变化。

(2)痰液检查:急性发作期痰液外观多呈脓性,痰涂片或培养可明确致病菌。

(3)X线检查:早期可无异常,随病变进展可见两肺纹理增粗、紊乱,呈网状或条索状、斑点状阴影,以下肺野较明显。

4.心理—社会状况 慢性支气管炎临床呈慢性过程,上呼吸道感染时易引起疾病急性发作,对日常生活、工作造成一定的影响,患者常常因此焦虑和担心。

三、治疗原则

1.急性发作期 治疗原则是控制感染,以祛痰平喘为主。

（1）控制感染：轻者口服或肌注，严重者应静脉给药。常选用青霉素类、头孢菌素类、大环内酯类、氨基糖苷类、氟喹诺酮类等。疗程视病情轻重而定，一般1～2周。

（2）祛痰、止咳：常用氨溴索、乙酰半胱氨酸、溴己新。如痰液黏稠不易咳出者，可用生理盐水或乙酰半胱氨酸经雾化器雾化吸入治疗。

（3）解痉、平喘：对喘息型慢支，选用解痉平喘药，如异丙托溴铵、沙丁胺醇、氨茶碱等。

2.临床缓解期　治疗原则是增强体质，以提高抗病能力和预防复发为主。可采用气管炎菌苗、卡介苗多糖核酸、人血丙种球蛋白等。于发病季节前用药，可提高机体免疫力，减少呼吸道感染及慢性支气管炎急性发作。

四、护理诊断

1.清理呼吸道无效　与呼吸道分泌物增多、黏稠有关。

2.体温过高　与慢性支气管炎感染有关。

3.潜在并发症　阻塞性肺气肿、支气管扩张。

五、护理目标

1.能有效咳嗽，能排除痰液，不阻塞呼吸道。

2.体温正常。

3.尽可能减少发病次数，延缓病情进展。

六、护理措施

1.一般护理　保持房间内温暖舒适，空气流通。冬季有取暖设施。嘱患者随天气增减衣物，防止感染加重诱发疾病。有发热、喘息时，应卧床休息取舒适坐位或半卧位，衣服要宽松，被褥要松软、暖和，以减轻对呼吸运动的限制。缓解期进行适度锻炼以增强体质。饮食上给予高蛋白、高热量、高维生素、易消化饮食，避免过食甜食。鼓励患者多饮水，以利于稀释痰液。

2.病情观察　注意观察患者呼吸频率、节律、幅度是否有改变，观察患者咳嗽、喘息是否有好转，咳痰颜色、量是否有改变。观察患者体温是否下降，是否有胸痛等其他症状。观察患者肺功能检查、血常规检查、胸片、痰液等检查项目改善情况。

3.对症护理——发热的护理　观察并记录体温、脉搏、呼吸、血压，发热时鼓励患者多饮水，可用温水擦浴、冰袋、冰枕、冰帽等物理降温措施，给予降温。必要时遵医嘱给予退热药物。如患者出现大汗，需及时擦干并更换衣服被褥，防止患者受凉。

4.药物护理　遵医嘱给予患者抗生素治疗，注意观察药物的不良反应。痰液黏稠不易咳出者，鼓励患者多饮水，并遵医嘱给予雾化吸入、翻身、拍背等措施，并教会患者进行有效咳嗽，以促进痰液的排出。

5.心理护理　患者反复发作常会导致焦虑不安，跟患者及家属讲解疾病发生发展过程，鼓励患者树立战胜身体的信心，积极配合医护人员的治疗，并保持愉快的心情，促进身体的康复。

6.健康指导

(1)疾病知识指导:指导患者和家属了解本病的相关知识,以便让患者和家属积极配合治疗。预防受凉、感染等诱因,防止反复诱发疾病急性发作。根据自身情况制订锻炼计划,增强体质,提高免疫力,减少疾病发作。

(2)生活知识指导:戒烟,同时避免被动吸烟,避免有害烟雾、化学物质等有害气体刺激。注意劳逸结合,避免过度劳累,保证充足睡眠。平时多饮水,饮食清淡有营养。根据天气情况及时增减衣物,注意保暖。

七、护理评价

1.患者能有效咳痰,痰液易咳出。

2.体温降至正常。

3.未发生阻塞性肺疾病等并发症。

第三节　慢性阻塞性肺疾病的护理

一、概述

1.病因　COPD的病因,至今仍不十分清楚,但已知与某些危险因素有关。

(1)吸烟:已知吸烟为COPD最主要的危险因素,吸烟数量越大,年限越长,则发病率越高。被动吸烟也可以导致COPD的发生。

(2)职业性粉尘和化学物质:包括有机或无机粉尘,化学物质和烟雾,如煤尘、棉尘、二氧化硅等。

(3)室内空气污染:用木材、畜粪等或煤炭做饭或取暖,通风不良均可发生COPD。

(4)室外空气污染:汽车、工厂排放的废气,如二氧化氮、二氧化硫等可引起COPD的急性加重。

2.发病机制

(1)气道炎症:香烟的烟雾与大气中的有害物质能激活气道内的肺泡巨噬细胞,它被激活后释放各种细胞因子,这些因子使气道发生慢性炎症,并损伤气道上皮细胞。气道炎症引起的分泌物增多,使气道狭窄,炎症细胞释放的介质可引起气道平滑肌的收缩,使其增生肥厚,导致阻塞性通气障碍。气道、肺实质和肺血管的慢性炎症是慢性阻塞性肺疾病的特征性改变,多种炎症细胞均参与了本病的发病过程。

(2)蛋白酶与抗蛋白酶的失衡:肺组织中的弹性蛋白酶来自巨噬细胞和中性粒细胞,能够分解弹性纤维,引起肺气肿。弹性蛋白酶抑制因子可抑制此酶的活性,避免肺气肿的发生。当蛋白酶增多和(或)抗蛋白酶减少或功能不足引起两者失衡时,可发生肺气肿。

3.病理改变　COPD的主要病理改变是慢性支气管炎和肺气肿。慢性支气管炎的病理见前述,肺气肿即指肺泡壁变薄,肺泡腔扩大,甚至破裂融合形成大疱。按照累及肺小叶的部位,可将阻塞性肺气肿分为小叶中央型、全小叶型和混合型,如图 1-1 所示。

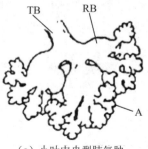

（a）小叶中央型肺气肿

特点是囊状扩张的呼吸性细支
气管位于二级小叶的中央区

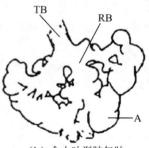

（b）全小叶型肺气肿

特点是肺泡管、肺泡囊和肺泡
的扩张，遍布于肺小叶内

图 1-1　肺气肿

COPD 的病理生理改变是持续性气流受限导致肺通气功能障碍。

二、护理评估

1. 健康史　询问患者既往有何种疾病,如何诊断和治疗,平时是否有咳嗽等症状,此次发病是否存在诱因;平时从事什么工作,是否存在粉尘或化学物质等影响呼吸道;是否是过敏体质;目前何种症状为主;既往有何种疾病史。

2. 身体状况

（1）临床表现:早期患者,即使肺功能持续下降,可毫无症状,及至中晚期,出现咳嗽、咳痰、气短等症状,痰量因人而异,为白色黏液痰,合并细菌感染后则变为黏液脓性,在长期患病过程中,反复急性发作和缓解是本病的特点,病毒或细菌感染常常是急性发作的重要诱因,常发生于冬季。咯血不常见,但痰中可带少量血丝。晚期患者即使是轻微的活动,都不能耐受。合并肺心病时可出现肺、心功能衰竭及其他脏器的功能衰竭表现。

（2）体征:早期无明显体征。随着病情发展可见桶状胸,呼吸活动减弱,辅助呼吸肌活动增强;触诊语颤减弱或消失;叩诊呈过清音,心浊音界缩小,肝浊音界下移。听诊呼吸音减弱,呼气延长,心音遥远等。晚期患者因呼吸困难,颈、肩部辅助呼吸肌常参与呼吸运动,可表现为身体前倾。呼吸时常呈缩唇呼吸,可有口角发绀、右心衰竭体征。

（3）分期:COPD 按病程可分两期,即急性加重期和稳定期,前者指在短期内咳嗽、咳痰、气短和（或）喘息加重、脓痰量增多,可伴发热等症状;稳定期症状稳定或轻微。

3. 辅助检查

（1）胸部 X 检查与 CT 胸部平片示胸部前后径增大,肋骨水平,肋间隙增宽,膈肌低平,两肺野透明度增高,肺纹理变细、减少。CT 上可见低密度的肺泡腔、肺大泡与肺血管减少。

（2）肺功能检查:最常用的指标是第一秒用力呼气量（FEV_1）占其预计值的百分比（$FEV_1\%$）和 FEV_1 占用力肺活量（FVC）之比。在诊断 COPD 时,必须以已使用支气管舒张

药后测定的 FEV_1 为准，$FEV_1 < 80\%$ 预计值，和（或）$FEV_1/FVC < 70\%$ 可认为存在气流受限。

（3）动脉血气分析：早期无变化，随病情发展，动脉血氧分压降低，二氧化碳分压增高，并可出现代偿性呼吸性酸中毒，pH 降低。

4. 心理—社会状况　COPD 在社会、经济、心理等各个方面均给患者带来了影响，易使患者产生焦虑和压抑的心理状态，失去自信。晚期患者自理能力下降常产生悲观、抑郁情绪。

三、治疗原则

1. 稳定期治疗

（1）支气管舒张药：短期应用以缓解症状，长期规律应用可预防和减轻症状。常选用 β_2 受体激动剂如沙丁胺醇气雾剂，每次 $100 \sim 200\mu g$（$1 \sim 2$ 喷）。抗胆碱药，如异丙托溴铵气雾剂，每次 $40 \sim 80\mu g$（$2 \sim 4$ 喷），每天 $3 \sim 4$ 次。茶碱类，如茶碱缓（控）释片 0.2g，每天两次；氨茶碱 0.1g，每天 3 次。

（2）祛痰药：对痰不易咳出者可选用盐酸氨溴索 30mg，每天 3 次，或羧甲司坦 0.5g，每天 3 次。

（3）长期家庭氧疗（LTOT）：持续低流量吸氧，$1 \sim 2L/min$，每天 15h 以上，对 COPD 慢性呼吸衰竭者可提高生活质量和生存率。LTOT 的指征：① $PaO_2 \leqslant 55mmHg$ 或 $SaO_2 \leqslant 88\%$，有或没有高碳酸血症，PaO_2 $55 \sim 60mmHg$ 或 $SaO_2 \leqslant 88\%$，并有肺动脉高压、心力衰竭所致的水肿或红细胞增多症。

2. 急性加重期治疗

（1）根据病情严重程度决定门诊或住院治疗。

（2）支气管舒张药的使用同稳定期。有严重喘息症状者可给予较大剂量雾化吸入治疗。发生低氧血症者可用鼻导管持续低流量吸氧。

（3）根据病原菌种类及药敏试验，选用抗生素积极治疗，如给予 β 内酰胺类或 β 内酰胺酶抑制剂，第二代头孢菌素、大环内酯类或喹诺酮类。如出现持续气道阻塞，可使用糖皮质激素。

四、护理诊断

1. 气体交换受损　与气道阻塞、通气不足、分泌物过多、肺泡有效呼吸面积减少有关。
2. 清理呼吸道无效　与分泌物增多、痰液黏稠、无效咳嗽有关。
3. 活动无耐力　与呼吸困难、供氧和需氧失衡有关。
4. 营养失调（低于机体需要量）　与食欲下降、摄入减少、腹胀有关。
5. 潜在并发症　自发性气胸、肺源性心脏病。

五、护理目标

1. 呼吸通畅，呼吸困难减轻，缺氧情况改善。
2. 痰液能顺利排出，能进行有效咳嗽。

3. 食欲增加,营养情况好转。

4. 无并发症发生。

六、护理措施

1. 一般护理

(1)休息与活动:注意保暖,防止受凉。保持室内空气流通,温暖舒适,干湿度适宜。合理安排休息与活动时间。急性加重期卧床休息,采取舒适体位;遵医嘱给予吸氧;休息或活动时尽可能减少氧耗量,坐于床上时可用床桌帮助休息。稳定期指导患者根据自身条件进行适度锻炼,以不感到疲劳、不加重症状为度。

(2)饮食:给予高蛋白、高热量、高维生素易消化富有营养的饮食,少食多餐,避免进食产气多的食物,防止便秘。饮食宜做得色香味俱全,以便增强患者食欲。

2. 病情观察　注意观察患者生命体征,尤其注意患者呼吸状态是否有改变,观察咳嗽咳痰情况,咳痰是否容易咳出,痰的颜色和量,观察患者是否突然出现胸痛等症状。听诊患者肺部呼吸音,观察患者面色,观察动脉血气、血常规、痰液检查等。

3. 对症护理

(1)氧疗护理:急性发作期呼吸困难者,可遵医嘱给予低流量、低浓度鼻导管吸氧,氧流量 $1\sim2L/min$,氧浓度 $<35\%$。

(2)呼吸功能锻炼:COPD 患者呼吸功能下降,呼吸肌容易疲劳。腹式呼吸和缩唇呼吸对重度 COPD、肺气肿患者的呼吸费力很有帮助,采用缩唇呼吸后呼吸频率减少,但潮气量(每次呼吸时吸入或呼出气体的容量)明显增加。同时可以改善缺氧和二氧化碳潴留,能有效地改善肺内气体交换。更重要的是可以减轻呼吸肌负担,减少呼吸肌做功。恢复期患者可进行腹式呼吸和缩唇呼吸来提高肺活量,锻炼呼吸功能。

①缩唇呼吸:通过缩唇形成的微弱阻力来延长呼气时间,增加气道压力,延缓气道由于失去放射牵引和胸内高压引起的塌陷。教患者闭嘴经鼻吸气,然后通过嘴唇缩成吹口哨样缓慢呼气,同时,收缩腹部。吸气与呼气时间比为 1∶2 或 1∶3。缩唇的程度与呼气流量以能使距口唇 15~20cm 处、与口唇等高水平的蜡烛火焰随气流倾斜而又不灭为宜。

②腹式呼吸:患者取立位、半卧位或平卧位,两手分别放于胸前和上腹部。先缓慢用鼻吸气,膈肌最大限度地下降,腹肌放松,腹部凸起,手感觉到腹部向上抬起。呼气时,嘴巴呈鱼嘴状,缓慢呼气,双手轻压腹部,尽量呼尽气体。也可以在腹部放置小枕头帮助训练,每天训练 2~3 次,每次 10min。

4. 用药护理　遵医嘱给予抗生素、支气管扩张剂、祛痰药等药物,注意观察药物的不良反应。

5. 心理护理　随着病情发展,患者肺功能逐渐下降,逐渐影响日常生活,导致患者心理压力增大,又因反复发作,常产生焦虑、失望、悲观心理。跟患者及家属讲解疾病发生发展规律,讲解治疗的重要措施,鼓励患者建立良好的心态,积极配合医护人员的治疗。

6. 健康指导

(1)疾病知识指导:向患者和家属介绍慢性阻塞性肺疾病的相关知识,让患者明确疾病不可逆转,为防止进一步快速进展,需积极预防反复发作,积极治疗,提高生活质量。戒烟是治疗方法中的重要措施,同时避免有害粉尘、烟雾等吸入体内,防止呼吸道感染。教会患者和家属识别感染,如发热、咳嗽咳痰加重,应及时到医院就诊。教会患者判断呼吸困难的严重程度,合理安排工作和生活。

（2）生活知识指导:指导患者合理制订饮食,可安排少食多餐,避免进食产气过多的食物,防止腹胀。让患者理解锻炼的意义,根据自身情况制订适宜的锻炼计划,能坚持进行呼吸功能锻炼。让患者和家属了解家庭氧疗的目的和必须性,能自觉按时氧疗,同时教会患者和家属注意氧气安全,氧疗装置定期更换、清洁。引导患者适应慢性疾病并能保持良好心态,培养兴趣爱好,转移注意力。

七、护理评价

1. 患者呼吸通畅,能进行有效咳嗽,能排除痰液。
2. 患者食欲改善,饮食能保证营养。
3. 患者活动耐力增加。

第四节 慢性肺源性心脏病的护理

一、概述

肺心病是呼吸系统的常见病,患病率寒冷地区高于温暖地区,农村高于城市,并随年龄增高而增加,吸烟者比不吸烟者明显增多。冬春季和气候骤变时易急性发作。

1. 病因 按原发病的不同部位分为三类。

（1）支气管、肺疾病:以慢性阻塞性肺疾病(COPD)最多见,占80%～90%,其次为支气管哮喘、支气管扩张、重症肺结核、尘肺、弥漫性间质性纤维化等。

（2）胸廓运动障碍性疾病:严重的胸廓或脊椎畸形,以及神经肌肉疾病如脊髓灰质炎等,均可限制胸廓活动,使肺受压、支气管扭曲或变形,导致肺功能受损。气道引流不畅,肺部反复感染,易并发肺气肿或纤维化,致肺动脉高压,发展成慢性肺心病。

（3）肺血管疾病:如肺动脉栓塞、肺小动脉炎、原因不明的原发性肺动脉高压等,均可引起肺动脉狭窄、阻塞,肺动脉高压和右心室负荷加重。

2. 发病机制 肺动脉高压是肺心病发生的先决条件。

（1）肺动脉高压的形成:①肺血管阻力增加的功能性因素:包括缺氧、高碳酸血症和呼吸性酸中毒,产生血管活性物质,可使肺血管收缩、痉挛,其中缺氧是形成肺动脉高压的最重要因素。②肺血管阻力增加的解剖学因素:如慢性阻塞性肺疾病长期反复发作,累及临近肺小动脉,引起血管炎,管壁增厚、管腔狭窄甚至闭塞,使肺血管阻力增加;随着肺气肿的加重,肺泡内压增高压迫肺泡毛细血管,造成管腔狭窄或闭塞。肺泡壁破裂,导致肺泡毛细血管网毁损,减损超过70%时肺循环阻力增加。部分慢性肺心病急性发作患者可存在肺微小动脉原位血栓形成,引起血管阻力增加,加重肺动脉高压。③血液黏稠度增加和血容量增多:慢性缺氧引起继发性红细胞增多,血液黏稠度增加,血流阻力随之增高。缺氧可使醛固酮增加,致水、钠潴留,并使肾小动脉收缩,肾血流量减少而加重水、钠潴留,使血容量增多,肺动脉压升高。

(2)心脏病变和心力衰竭:肺动脉高压早期,右心室发挥代偿功能,克服肺动脉高压的阻力,引起右心室肥厚。随着病情的进展,肺动脉压持续升高,超过右心室代偿能力,右心室失代偿而致右心室功能衰竭。

(3)其他重要器官损害:缺氧和高碳酸血症除影响心脏外,还可导致脑、肝、肾、胃肠等重要器官,以及内分泌系统、血液系统等发生病理改变,引起多器官功能损害。

二、护理评估

1.健康史 询问患者既往有何种疾病史,如何治疗的,效果如何。目前有何症状。询问患者是否有吸烟史,询问工作环境和性质。

2.身体状况 本病病程缓慢,临床上根据有无肺心功能衰竭将其分为肺心功能代偿期和失代偿期。

(1)肺心功能代偿期(包括缓解期):①临床表现:咳嗽、咳痰、气促、活动后可有心悸、呼吸困难、乏力和劳动耐力下降。急性感染可加重上述症状。②体征:发绀和肺气肿体征,偶可闻及干、湿啰音。心音遥远,如 P2>A2 提示肺动脉高压,三尖瓣区可有收缩期杂音或剑突下心脏搏动增强,提示右心室肥大。部分患者由于肺气肿使胸内压升高,阻碍腔静脉回流,可出现颈静脉充盈。又因膈下降,使肝上界及下缘明显下降。

(2)失代偿期(包括急性加重期):①呼吸衰竭:急性呼吸道感染为常见诱因,表现为呼吸困难加重,常伴头痛、失眠、食欲下降,严重者有表情淡漠、神志恍惚、谵妄等肺性脑病的表现。体检可见明显发绀、球结膜充血、水肿,因高碳酸血症可出现皮肤潮红、多汗等周围血管扩张表现。②心力衰竭:主要是右心衰竭,表现为气促、心悸、食欲不振、腹胀、恶心等。体检可见发绀更明显,颈静脉怒张、心率增快,剑突下可闻及收缩期杂音,肝肿大,肝颈静脉回流征阳性,双下肢水肿,腹水等。③并发症:肺性脑病、酸碱失衡及电解质紊乱、心律失常、休克、消化道出血、弥散性血管内凝血(DIC)等,其中肺性脑病是肺心病死亡的主要原因。

3.辅助检查

(1)X线检查:除原有肺、胸基础疾病及急性肺部感染的特征外,尚有肺动脉高压症,如右下肺动脉干扩张,其横径≥15mm;横径与气管横径比值≥1.07;肺动脉段明显突出或其高度≥3mm;右心室增大征等,皆为诊断慢性肺心病的主要依据。

(2)血液检查:红细胞及血红蛋白可升高,血浆黏度可增加;合并感染时白细胞计数和中性粒细胞增高或有核左移;部分患者可有肾功能、肝功能的改变;可出现钾、钠、氯、钙等电解质的变化。

(3)血气分析:慢性肺心病失代偿期可出现低氧血症或高碳酸血症,若 PaO_2<60mmHg,$PaCO_2$>50mmHg,表示有Ⅱ型呼吸衰竭。

(4)心电图检查:主要表现为右心室肥大的改变。如重度顺钟向转位、RV_2+SV_2≥1.05mV及肺型 P 波。

(5)超声心动图检查:右心室流出≥30mm,右心室内径≥20mm,右心室前壁厚度≥

5mm,右肺动脉内径或肺动脉干及右心房增大。

4.心理—社会状况　慢性肺源性心脏病临床呈慢性过程,病情反复发作,对日常生活、工作造成很大的影响,尤其是晚期影响患者的生活自理能力,给患者、家庭带来了巨大的经济、心理负担。应了解患者的心理状态及应对方式,是否对疾病的发生发展有所认识,对吸烟的危害性和采取有效戒烟措施的态度;评估患者家庭成员对患者病情的了解和关心、支持程度。

三、治疗原则

1.急性加重期治疗　肺心病治疗以治肺为本,治心为辅。最重要的治疗措施是积极控制感染,保持呼吸道通畅,改善呼吸功能。

(1)控制感染:根据痰菌培养及药敏试验结果选择有效抗生素,常用青霉素类、氨基糖苷类、喹诺酮类及头孢菌素类等抗菌药物。

(2)通畅呼吸道:改善肺功能,给予祛痰、解痉、平喘药物,低浓度持续给氧,纠正缺氧和二氧化碳潴留。

(3)控制心力衰竭:肺心病患,一般经控制感染、改善呼吸功能后,心力衰竭可改善,不需加用利尿剂。但对治疗无效的重症患者,可适当选用利尿剂、正性肌力药或血管扩张药。①利尿剂:原则上选用作用轻、剂量小、疗程短的药物,间歇用药,如氢氯噻嗪、氨苯蝶啶等。②正性肌力药:原则上选用剂量小、作用快、排泄快的洋地黄类药物,一般为常规剂量的 1/2 或 2/3。③血管扩张药:可减轻心脏前、后负荷。

(4)控制心律失常:经抗感染、纠正缺氧等治疗后,心律失常常可自行消失。如果持续存在,可根据心律失常的类型选用药物。

(5)对症治疗:如抗休克、抗凝治疗等。

2.缓解期治疗　积极治疗原发疾病,去除诱因,长期家庭氧疗,调整免疫功能,营养疗法等以增强患者的免疫功能,减少或避免急性发作,改善心、肺功能。

四、护理诊断

1.气体交换受损　与呼吸道阻塞、呼吸面积减少引起的通气换气功能障碍以及缺氧、二氧化碳潴留导致肺血管阻力增高有关。

2.清理呼吸道无效　与呼吸道炎症、阻塞、无效咳嗽、痰液过多而黏稠有关。

3.营养失调(低于机体需求量)　与反复感染、呼吸困难、疲乏等引起患者食欲下降、摄入不足、能量需求增加有关。

4.活动无耐力　与日常活动时供氧不足、疲乏有关。

5.睡眠型态紊乱　与呼吸困难、不能平卧有关。

6.焦虑　与病程长、反复发作,呼吸困难影响生活、工作和害怕窒息有关。

7.体液过多　与右心功能不全、体循环淤血有关。

8.潜在并发症　肺性脑病。

五、护理目标

1.患者的呼吸频率、节律和形态正常,呼吸困难得以缓解。

2.患者能正确进行有效咳嗽、使用胸部叩击等措施,达到有效的咳嗽、咳痰。

3.患者能认识到增加营养物质摄入的重要性。

4.患者能增加活动量,完成日常生活自理。

5.患者能得到充足的睡眠。

6.患者焦虑减轻,表现为平静、合作。

7.患者水肿减轻。

8.无并发症发生。

六、护理措施

1.一般护理

(1)休息与活动:保持室内空气流通、新鲜,室内禁止吸烟,保持环境安静、舒适,温、湿度适宜。有发热、喘息时应卧床休息取舒适坐位或半卧位,衣服要宽松,被褥要松软、暖和,以减轻对呼吸运动的限制。肺、心功能失代偿者,应绝对卧床休息,减少机体耗氧量,促进心肺功能的恢复,协助采取舒适的体位;肺、心功能代偿期者,则鼓励患者进行适量活动,活动量以不引起疲劳、不加重症状为宜;若有胸水、腹水、呼吸困难者应取半卧位或坐位,病情缓解后鼓励患者下床适当活动;有肺性脑病先兆者,使用床栏或约束肢体,注意安全防护。

(2)饮食护理:对心、肝、肾功能正常的患者,应给予充足的水分和热量。每日饮水量应在1500mL以上。充足的水分有利于维持呼吸道黏膜的湿润,使痰的黏稠度降低,易于咳出。饮食上给予高蛋白、高热量、高维生素、易消化的食物,若食欲欠佳,可给予半流质或流质饮食,注意食物的色、香、味。避免含糖高的食物,以免引起痰液黏稠。如出现腹水或水肿、尿少时,应限制水、钠摄入。

2.病情观察 观察患者的生命体征、神志、尿量、咳嗽、咳痰、呼吸困难、发绀、水肿等情况,必要时记录 24h 出入液量。可应用心电监护仪,定时监测心率、心律、血氧饱和度、呼吸频率、节律及血压变化,若发现生命体征异常,或出现咳痰不畅、呼吸困难症状加重,或患者出现头痛、烦躁不安、神志不清等,可能为肺性脑病,应及时通知医生处理。

3.对症护理——体液过多的护理 注意观察患者全身水肿情况、有无压疮,指导患者穿宽松、舒适的衣服。患者如有水肿、尿少或腹水,应限制钠盐摄入,每天钠盐摄入量<3g,水分<1500mL。给患者进行操作时,严禁拖拽,防止皮肤破损。

4.药物护理 按医嘱用抗生素、止咳、祛痰药物对症治疗,掌握药物的疗效和副作用,不滥用药物。用药后观察是否出现皮疹、呼吸困难等过敏现象;观察祛痰药用后痰液是否变稀、容易咳出,及时协助患者排痰。注意对呼吸储备功能减弱的老年人或痰量较多者,应以祛痰为主,协助排痰,不应选用强烈镇咳药物以免抑制呼吸中枢及加重呼吸道阻塞和炎症,导致病情恶化。而使用解痉平喘药物时应注意患者咳嗽是否减轻,气喘是否消失,β_2 受体兴奋药常同时伴有心悸、心率加快、肌肉震颤等副作用,用药一段时间后症状可减轻,如症状明显应酌情减量。氨茶碱引起的不良反应与其血药浓度水平密切相关,个体差异较大,常有恶心、呕吐、头痛、失眠,严重者心动过速、精神失常、昏迷等,应严格掌握用药浓度及滴速。

对于肺源性心脏病患者根据病情还应遵医嘱给予利尿剂、强心剂、呼吸兴奋剂等药物,注意观察药物疗效及其毒、副作用。如应用利尿剂后易出现低钾、低氯性碱中毒而加重缺氧,过度脱水而使血液浓缩、痰液黏稠等,应注意观察。注意二氧化碳潴留严重、呼吸道分泌物多者应慎用或禁用安眠药、镇静剂,以免抑制呼吸功能和咳嗽反射,诱发或加重肺性脑病。

5.心理护理　护士应保持镇静,安慰患者,讲解疾病治疗的重要性,以取得患者的配合。针对患者出现的焦虑、抑郁、紧张、恐惧、悲观失望等不良情绪,及时给予精神安慰,心理疏导,做好家人及亲友的工作,鼓励他们在任何情况下都要给予患者精神安慰,调动各种社会关系给予精神与物质关怀,介绍类似疾病治疗成功的病例。必要时给予陪护,增加患者的安全感。关心体贴、鼓励患者,协助患者适当活动,避免患者产生依赖心理。

6.健康教育

(1)疾病知识指导:向患者及家属宣传本病有关知识,使之树立信心,坚持配合治疗。教会患者学会自我监测病情变化,能识别呼吸道感染、肺性脑病、右心衰竭等征象。定期随访,如有异常及时就诊。指导患者遵医嘱用药并注意观察药物的不良反应。告知患者及家属病情变化的征象,若出现体温升高、呼吸困难加重、咳嗽剧烈、咳痰不畅、尿量减少、水肿明显或发现患者神志淡漠、嗜睡或兴奋、躁动等,均提示病情变化或疾病加重,应立即就医诊治。

(2)生活知识指导:保持生活规律,疾病缓解期进行适当的体育锻炼,加强营养,增强体质。气候变化时注意衣服的增减,避免受凉;应避免尘埃和煤烟对呼吸道的刺激,有吸烟嗜好应戒除,避免与上感患者的接触;坚持呼吸功能锻炼以改善呼吸功能。指导患者摄入足够热量、维生素和水分,以保证机体需要,增加抗病能力。

七、护理评价

1.患者发绀减轻,呼吸频率、深度和节律趋于正常。

2.能有效咳痰,痰液易咳出。

3.能正确应用体位引流、脚部叩击等方法排出痰液。

4.营养状态改善,能运用有效的方法缓解症状,减轻心理压力。

5.参与日常活动不感到疲劳,活动耐力提高。

第五节　支气管哮喘的护理

一、概述

支气管哮喘(bronchial asthma),简称哮喘,是由多种炎症细胞(如嗜酸性粒细胞、肥大细胞、T淋巴细胞、中性粒细胞、气道上皮细胞等)和细胞组分参与的气道慢性炎症性疾病。

这种慢性炎症导致气道高反应性(AHR),通常出现广泛多变的可逆性气流受限,并引起反复发作的喘息、气急、胸闷或咳嗽等症状,常在夜间或清晨发作、加剧,可经治疗缓解或自行缓解。

(一)病因病机

1.病因　本病的病因,还不十分清楚。目前,认为哮喘是多基因遗传病,受遗传因素和环境因素双重影响。

(1)遗传因素:哮喘患者的亲属患病率高于群体患病率,且亲缘关系越近、病情越严重,其亲属患病率也越高。

(2)环境因素:哮喘的激发因素如下:①吸入性变态原:如尘螨、花粉、真菌、动物毛屑、二氧化硫、氨气等各种特异性和非特异性吸入物。②感染:如细菌、病毒、原虫、寄生虫等。③食物:如鱼身、蟹、蛋类、牛奶等。④药物:如普奈洛尔(心得安)、阿司匹林等。⑤其他:气候改变、运动、妊娠等。

2.病机　多认为哮喘与变态反应、气道炎症、气道反应性增高和神经因素等有关,如图1-2所示。

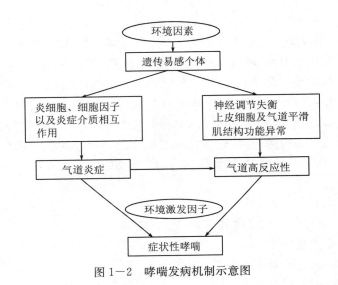

图1-2　哮喘发病机制示意图

(二)病理

显微镜下可见气道黏膜下组织水肿,微血管通透性增加,杯状细胞增殖及支气管内分泌物增加,支气管平滑肌痉挛等病理改变。若哮喘长期反复发作,表现为支气管平滑肌增厚,气道上皮细胞下纤维化、黏液腺增生和新生血管形成等,导致气道重构。

二、护理评估

(一)健康史

询问患者发病时的情况,是否有诱因,询问患者既往病史,是否有过类似发作史,是否诊断治疗过,如何治疗的,效果如何。家族中是否有人有类似病史。

(二)身体状况

1.症状　典型表现为发作性伴有喘鸣音的呼气性呼吸困难,或发作性胸闷、咳嗽。干咳或咳大量泡沫痰。严重时出现端坐呼吸,发绀等。哮喘症状可在数分钟内发作,经数小时至数天,可自行缓解或用支气管舒张药缓解。某些患者在缓解数小时后可再次发作。在夜间及凌晨发展和加重常是哮喘的特征之一。不典型者如咳嗽变异型哮喘,可仅表现为咳嗽;运动型哮喘可表现为在剧烈运动开始后 6～10min 或运动停止后 2～10min 出现胸闷、咳嗽或呼吸困难。

2.体征 发作时典型特征肺部呈过度充气状态,有广泛的哮鸣音,呼气音延长。辅助呼吸肌和胸锁乳突肌收缩加强。心率增快、奇脉、胸腔反常运动、发绀、意识障碍等常出现在严重哮喘患者中,提示病情严重。非常严重的哮喘发作时,可出现呼吸音低下,哮鸣音消失,称为寂静胸,预示病情严重,随时会出现呼吸骤停。哮喘患者如不发作可无任何症状和体征。

3.分期及病情评价 根据临床表现,哮喘可分为急性发作期、慢性持续期和缓解期。

(1)急性发作期:指气促、咳嗽、胸闷等症状突然发生或者加重,病情加重可在数小时或数天内出现,偶尔可在数分钟内危及生命,需紧急救治。

(2)慢性持续期:在哮喘非急性发作期,患者有不同程度的症状(喘息、咳嗽、胸闷等)。

(3)缓解期:缓解期是指经治疗或未经治疗症状、体征消失,肺功能恢复到急性发作前的水平,并维持 4 周以上。

4.并发症 发作时可出现自发性气胸、纵隔气肿和肺不张等并发症。长期反复发作和感染可并发慢性支气管炎、肺水肿、支气管扩张、肺纤维化、间质性肺炎和肺源性心脏病。

(三)辅助检查

1.血液检查 发作时可有嗜酸性粒细胞增高,并发感染则白细胞增多。外源性哮喘 IgE 增高。

2.痰液检查 涂片可见较多嗜酸性粒细胞及其退化形成的夏科雷登结晶、透明栓和透明的哮喘珠。

3.X 线检查 哮喘发作时,两肺透明度增加,呈过度充气状态。并发感染时,可见肺纹理增加和炎性浸润阴影。通过该检查,还可发现气胸、纵隔气肿和肺不张等并发症。

4.血气分析 严重哮喘发作时,可有不同程度的低氧血症(PaO_2 降低),缺氧引起反射性肺泡通气过度导致低碳酸血症($PaCO_2$ 降低)、呼吸性碱中毒。如病情进一步加重,气道严重阻塞,可有 PaO_2 降低而 $PaCO_2$ 增高,表现为呼吸性酸中毒。如缺氧明显,可合并代谢性酸中毒。

5.特异性变应原的检测 可通过变应原皮试或血清特异性 IgE 测定,证实哮喘患者的变态反应状态,以帮助了解导致个体哮喘发生和加重的危险因素,也可以帮助确定特异性免疫治疗方案。

6.肺功能检测 哮喘发作时可有第一秒用力呼气容量(FEV_1)、第一秒用力呼气容量占用力肺活量比值(FEV_1/FVC)、呼气流速峰值(PEF)均降低,残气量(RC)、功能残气量,肺总量(TLC)增加,残气量/肺总量比值(RC/TLC)增高。

(四)心理—社会状况

哮喘是一种气道慢性炎症性疾病,患者对环境多种激发因子易过敏,发作性症状反复出现,严重时可影响睡眠、体力活动。应评估患者有无烦躁、焦虑、恐惧等心理反应。由于哮喘需要长期甚至终身防治,可加重患者及家属的精神、经济负担。注意评估患者有无忧郁、悲观情绪,以及对疾病治疗失去信心等。评估家属对疾病知识的了解程度、对患者关心程度、经济情况和社区医疗服务状况等。

三、治疗原则

治疗原则:长期、规范、持续个体化治疗;发作期快速缓解症状,预防哮喘致命性后果;缓解期长期抗炎治疗,控制发作,降低气道高反应性,避免激发因素。

1. 脱离变态原 脱离变态原是哮喘治疗最有效的方法。如能找到引起哮喘发作的变态原或其他非特异性刺激因素,立即使患者脱离变态原的接触。

2. 药物治疗

(1)缓解药物:此类药物主要作用是舒张支气管,即支气管舒张药。①β₂ 肾上腺素受体激动剂:主要通过舒张支气管平滑肌,改善气道阻塞,是控制哮喘急性发作的首选药物。②茶碱类:具有舒张支气管平滑肌及强心、利尿、扩张冠状动脉、兴奋呼吸中枢和呼吸肌等作用。③抗胆碱药物:为 M 胆碱受体拮抗剂,有舒张支气管及减少痰液的作用。

(2)控制药物:此类药物主要治疗哮喘的气道炎症,即抗炎药。①糖皮质激素(简称激素):该药主要通过多环节阻止气道炎症的发展及降低气道高反应性,是最有效的控制气道炎症的药物。②色甘酸钠:是一种非糖皮质激素抗炎药。③其他药物:酮替芬和新一代 H_1 受体拮抗剂(阿司咪唑、曲尼特等),对季节性和轻症哮喘有效,也适用于 β₂ 受体激动剂有副作用者或联合用药。白三烯拮抗剂有 5-脂氧酶抑制剂和半胱氨酰白三烯受体拮抗剂。尤其适用于阿司匹林哮喘、运动性哮喘和伴有变应性鼻炎哮喘患者的治疗。

3. 急性发作期的治疗 急性发作期治疗目的:尽快缓解气道阻塞;纠正低氧血症;恢复肺功能;预防哮喘进一步加重或再次发作;防止并发症。临床根据哮喘分度进行综合性治疗。

(1)轻度:通过定量雾化(MDI)吸入或干粉剂吸入短效 β₂ 受体激动剂。如症状无改善可加服 β₂ 受体激动剂控释片或小量茶碱控释片(200mg/d),或加用抗胆碱药(异丙托溴铵)气雾剂吸入。

(2)中度:规则吸入 β₂ 受体激动剂或口服其长效药。加用氨茶碱 0.25g(加入 10% 葡萄糖液 40mL)缓慢静注。症状不缓解可加用抗胆碱药气雾剂吸入,或加服白三烯拮抗剂。同时糖皮质激素吸入剂量增大(>600μg/d)或口服糖皮质激素 60mg/d。

(3)重度至危重度:β₂ 受体激动剂持续雾化吸入,或沙丁胺醇或氨茶碱静滴。雾化吸入抗胆碱药。口服白三烯拮抗剂。糖皮质激素(琥珀酸氢化可的松)静滴 100~300mg/d。病情好转,逐渐减量,改为口服。氧疗,控制感染,维持水、电解质、酸碱平衡。如氧疗不能纠正缺氧,可行机械通气。

4. 哮喘非急性发作期的治疗 哮喘经急性发作期治疗症状好转后,其慢性炎症病理生理改变仍存在,因此,必须根据哮喘的不同病情程度制订合适的长期治疗方案。

(1)间歇至轻度持续:根据个体差异吸入 β₂ 受体激动剂或口服 β₂ 受体激动剂以控制症状。小剂量茶碱口服也能达到疗效。也可考虑定量吸入小剂量糖皮质激素(每天≤500μg)。在运动或对环境中已知抗原接触前吸入 β₂ 受体激动剂、色甘酸钠或口服 LT 拮抗剂。

(2)中度持续:定量吸入糖皮质激素(每天 500~1000μg)。按需吸入 β₂ 受体激动剂,效果不佳时加用吸入型长效 β₂ 受体激动剂,口服 β₂ 受体激动剂控释片、口服小剂量茶碱缓释片或

LT 拮抗剂等,也可同时吸入抗胆碱药。

(3)重度持续:每天吸入糖皮质激素＞1000μg。应规律吸入或口服 β_2 受体激动剂、茶碱缓释片,或 β_2 受体激动剂联用抗胆碱药,或加用 LT 拮抗剂口服。若仍有症状,需规律口服泼尼松或泼尼松龙,长期服用者,尽可能将剂量维持于每天≤10μmg。

5.免疫疗法　免疫疗法有特异性和非特异性两种,前者又称为脱敏疗法(或称为减敏疗法)。采用特异性变应原(如螨、花粉、猫毛等)作定期反复皮下注射,剂量由低至高,以产生免疫耐受性,使患者脱(减)敏。非特异性疗法,如注射卡介苗、转移因子、疫苗等生物制品抑制变应原反应的过程,有一定辅助的疗效。目前采用基因工程制备的人工重组抗 IgE 单克隆抗体治疗中、重度变异性哮喘,已取得较好效果。

四、护理诊断

1.气体交换受损　与支气管痉挛、气道炎症、黏液分泌增加、气道阻塞有关。

2.清理呼吸道无效　与气道平滑肌收缩、痰液黏稠、排痰不畅、无效咳嗽、疲乏有关。

3.潜在并发症　呼吸衰竭、心功能不全。

4.焦虑　哮喘反复发作或症状不缓解,使患者容易出现焦虑情绪。

5.知识缺乏　缺乏正确使用气雾剂、识别哮喘发作、避免诱因等有关知识。

五、护理目标

1.患者呼吸困难缓解,能进行有效呼吸。

2.能够进行有效咳嗽,排除痰液。

3.护士严密监测和管理患者,及时发现并发症并配合医生抢救。

4.尽快使患者胸闷、呼吸困难得到缓解,增加舒适感,心理护理缓解焦虑恐惧情绪。

5.能够正确使用雾化器。

六、护理措施

(一)一般护理

1.环境与休息

(1)环境:有明确过敏原者,应尽快脱离,保持室内清洁,空气流通,避免放置花草、地毯、皮毛,整理床单避免尘埃飞扬等。

(2)体位:根据病情提供舒适体位,如为端坐呼吸者提供床上小桌作支撑,减少体力消耗。

2.饮食　提供清淡、易消化、足够热量的饮食。以证实对某种食物如鱼、虾、蟹、蛋类、牛奶等过敏者,应忌食上述食物。不宜进食或饮用刺激性食物和饮料。戒烟酒。

(二)病情观察

观察患者哮喘发作的前驱症状,如鼻咽痒、喷嚏、流涕等黏膜过敏症状。哮喘发作时,观察患者意识状态、呼吸频率、节律、深度及辅助呼吸肌是否参与呼吸运动等,监测呼吸音、哮鸣音变化,监测动脉血气分析和肺功能情况,了解病情和治疗效果。哮喘严重发作时,如治疗病情无缓解,做好机械通气准备工作。加强对急性期患者的监护,尤其是夜间和凌晨易发作,严密观察有无病情变化。

（三）对症护理

定期协助患者翻身、拍背或体位引流，促使痰液排出。痰鸣音重，无力咳嗽，行经口鼻吸痰，动作要轻柔。痰液黏稠时，遵医嘱给予祛痰药物或者使用雾化吸入。呼吸困难者，可用给予鼻导管吸氧，改善呼吸困难。

（四）用药护理

1. β_2 受体激动剂

（1）指导患者按需用药，不宜长期规律使用，因为长期应用可引起 β_2 受体功能下调和气道反应性增高，出现耐受性。

（2）指导患者正确使用雾化吸入器，以保证有效地吸入药物治疗剂量。

（3）沙丁胺醇静注时应注意滴速，并注意观察心悸、骨骼肌震颤等副作用。

2. 茶碱类　静脉注射浓度不宜过高，速度不宜过快，注射时间应在 10min 以上，以防中毒症状发生。慎用于妊娠、发热、小儿或老年，心、肝、肾功能障碍或甲状腺功能亢进者。与西咪替丁、大环内酯类、喹诺酮类药物等合用时可影响茶碱代谢而排泄减慢，应减少用量观察用药后疗效和副作用，如恶心、呕吐等胃肠道症状，心动过速、心律失常、血压下降等心血管症状，偶有兴奋呼吸中枢作用，甚至引起抽搐直至死亡。用药中最好监测氨茶碱血浓度。

3. 糖皮质激素　是当前治疗哮喘最有效的药物。可采取吸入、口服和静脉用药。指导患者喷药后用清水充分漱口，使口咽部无药物残留，以减轻局部反应和胃肠吸收。长期吸入剂量＞1mg/d 可引起骨质疏松等全身副作用，指导患者联合用药，减少激素的用量。用药时，嘱患者勿自行减量或停药。

4. 色苷酸钠　少数患者吸入后有咽喉不适、胸部紧迫感、偶见皮疹，甚至诱发哮喘。必要时可同时吸入 β_2 受体激动剂，防止哮喘的发生。本药不采用溶液气雾吸入，因在肺内滞留时间短暂，疗效差。

5. 其他　抗胆碱药吸入时，少数患者可有口苦或口干感。酮替芬有镇静、头晕、口干、嗜睡口干、嗜睡等副作用，持续服药数天可自行减轻，慎用于高空作业人员、驾驶员、操纵精密仪器者。白三烯调节剂的主要副作用是较轻微的胃肠道症状，少数有皮疹、血管性水肿、转氨酶增高，停药后可恢复。在发作或缓解期禁用 β 肾上腺素受体阻滞剂（普萘洛尔等），以免引起支气管平滑肌收缩而诱发或加重哮喘。

（五）心理护理

患者急性发作时常出现紧张、烦躁不安、焦虑、恐惧等心理反应，可加重或诱发呼吸困难，医护人员应多陪伴在患者身边，通过语言和非语言沟通，安慰患者，使患者避免紧张，保持情绪稳定。

（六）健康宣教

1. 疾病相关知识指导　指导患者增加对哮喘的病因、发病机制、长期治疗方法、控制目的和效果的认识，以提高患者的治疗依从性。

2. 避免诱发因素　尽管对已确诊的哮喘患者应用药物干预，对控制症状和改善生活质量非常有效，但仍应尽可能避免或减少接触危险因素，以预防哮喘发病和症状加重。应针对个体情况,指导患者有效地控制可诱发哮喘发作的各种因素。

3.用药指导　哮喘患者应了解自己所用药物的名称、用法、用量及注意事项,了解药物主要不良反应及如何采取相应措施来避免。

七、护理评价

1.患者呼吸频率有无减慢,能否平卧,发绀是否减轻或消失。

2.痰液有无变稀,能否顺利咳出,呼吸困难是否缓解。

3.是否能及时预防并发症的发生。

4.情绪是否稳定,紧张、恐惧感有无消失,睡眠是否好转。

5.是否能正确掌握雾化吸入器的使用方法和注意事项。

第六节　肺炎的护理

一、概述

肺炎,指由病原微生物、免疫损伤、过敏、药物及理化因素等引起的终末气道、肺泡和肺间质的炎症,其中细菌感染最多见。自抗生素发明以来,肺炎预后有了明显提高。但近年肺炎死亡率又有所提高,因目前人口老龄化、吸烟、基础疾病、环境污染、生活习惯改变等,加之病原体变迁、医院获得性肺炎发病率增加、不合理使用抗生素因素导致耐药菌增加和部分人群贫困化加剧等因素有关。

(一)分类

肺炎可根据病因、部位、感染来源进行分类。

1.按病因分类

(1)细菌性肺炎:这是最常见的肺炎,常见病原体包括革兰阳性球菌和革兰阴性杆菌,常见的有肺炎链球菌、金黄色葡萄球菌、溶血性链球菌、肺炎克雷白杆菌、大肠杆菌、流感嗜血杆菌等。

(2)病毒性肺炎:常见呼吸道合胞病毒、流感病毒、腺病毒、冠状病毒、巨细胞病毒等。

(3)非典型病原体所致肺炎:包括军团菌、支原体、衣原体等。

(4)真菌性肺炎:包括白色念珠菌、曲霉菌、隐球菌、肺孢子菌等。

(5)其他病原体所致肺炎:包括立克次体、弓形体、寄生虫等。

(6)其他非感染因素:①放射性肺炎:胸部放射治疗后引起的肺损伤、纤维化。②物理化学因素所致的肺炎:吸入刺激性气体或液体。③过敏性肺炎:接触过敏原导致。

2.按解剖部位分类

(1)大叶性肺炎:又名肺泡性肺炎。病原体首先在肺泡引起炎症,继而通过肺泡孔扩大病变,可导致部分或整个肺段、肺叶发生炎症改变。致病菌多为肺炎链球菌。

(2)小叶性肺炎:又名支气管肺炎,指病原体主要经过支气管入侵,引起细支气管、终末细支气管和肺泡的炎症。常继发于支气管、支气管扩张、上呼吸道病毒感染以及长期卧床不起者。致病菌以肺炎链球菌、葡萄球菌、病毒、支原体和衣原体为多见。

（3）间质性肺炎：以肺间质炎症为主，病变累及支气管壁及其周围组织，有肺泡壁增生及间质水肿。可由细菌、支原体、衣原体、病毒等引起。

3. **按感染来源分类**

（1）社区获得性肺炎：指在医院外获得的感染引起的肺炎，包括具有明确潜伏期的肺炎在潜伏期间入院，而后出现症状的肺炎。常见的病原体有肺炎球菌肺炎、流感嗜血杆菌、金黄色葡萄球菌、军团菌、支原体、衣原体、病毒等。

（2）医院获得性肺炎：指患者在入院时不存在，也不在潜伏期内，在入院48h后发生的肺炎。多继发于有各种基础疾病的危重患者，耐药菌株多见，革兰阴性杆菌感染比例较高，其病死率较高，治疗困难。常见致病菌有大肠杆菌、肺炎克雷白杆菌、流感嗜血杆菌等。

（二）病因病机

1. **肺炎链球菌肺炎**　肺炎链球菌肺炎是由肺炎链球菌或肺炎球菌引起的肺炎，是寄生在口腔和鼻咽部的正常菌群，当机体防御功能减低时（如上呼吸道感染后、淋雨、受寒、醉酒、劳累等），肺炎球菌即可通过呼吸道进入肺内，并大量繁殖，通过肺泡间孔播散至整个的肺叶或肺段，导致疾病的发生。肺炎球菌为革兰氏阳性菌，其菌体外有荚膜，不产生毒素，荚膜对组织具有侵袭作用，使人发病。

2. **葡萄球菌肺炎**　葡萄球菌为革兰阳性球菌，可分为金黄色葡萄球菌和表皮葡萄球菌。其主要致病物质是毒素和酶，其中金黄色葡萄球菌致病力强，是化脓性感染的主要病菌，随着医院内感染增多，由金黄色葡萄球菌引起的肺炎也在不断攀升。

葡萄球菌感染来源主要如下：①继发血源性感染：葡萄球菌来自机体的其他部位，经过血液循环被运送至肺部，导致疾病的发生。②原发吸入性感染：因上呼吸道感染或其他原因导致机体抵抗力下降，使细菌从口腔内被吸入肺内引起感染。

3. **肺炎支原体肺炎**　肺炎支原体是一种非典型病原体，介于细菌和病毒之间的致病菌，兼性厌氧，能独立生存的最小微生物。经呼吸道传播，健康人可经吸入空气中的分泌物而感染。感染后支原体吸附在纤毛上皮表面，抑制纤毛活动和破坏上皮细胞，引起咽炎、支气管炎、肺炎。其致病性可能与患者对病原体及其代谢产物的过敏有关。

4. **病毒性肺炎**　引起成人病毒性肺炎的常见病毒为甲、乙型流感病毒，副流感病毒，呼吸道合胞病毒，腺病毒和冠状病毒等。感染常由上呼吸道向下蔓延所致。患者可同时受多种病毒感染，并常继发细菌感染。呼吸道病毒可通过飞沫传播，也可通过接触传播，传播速度快，传播面广，呈爆发或散发流行。

（三）病理

1. **肺炎链球菌肺炎**　根据病理变化，分为如下四期：①充血期：侵入的细菌在肺泡内生长繁殖，引起肺泡充血水肿。②红色肝样变期：大量红细胞和纤维蛋白渗出肺泡内，使肺叶或肺段呈暗红色。③灰色肝样变期：大量白细胞和纤维蛋白渗入肺泡内，使肺组织从红色转变为灰色。④消散期：肺泡内纤维蛋白被纤维蛋白酶溶解，细菌和细胞碎片逐渐被吞噬细胞吞噬，肺泡重新充气。

2. **葡萄球菌肺炎**　主要引起化脓性感染，形成单个或多发性脓肿。当感染被控制，炎症逐渐被吸收,脓液可逐渐被清除,如果与支气管相通,可排出,形成空洞。如感染波及胸膜,可形成脓气胸。

3.病毒性肺炎　病毒入侵细支气管上皮引起细支气管炎,可波及肺间质和肺泡,引起肺炎。单纯病毒性肺炎多为间质性肺炎。肺炎可为局灶性或弥漫性,偶呈实变。

二、护理评估

(一)健康史

1.肺炎链球菌肺炎　询问患者是否有受凉、淋雨、醉酒、疲劳等诱因,是否有寒战、高热、胸痛、咳嗽咳痰等症状,是否诊断治疗过,服过何种药物,效果如何。

2.葡萄球菌肺炎　询问患者其他部位是否有疖、痈等感染,是否有伤口,是否有呼吸道感染病史,是否有高热、寒战、咳黄脓痰等症状。

3.肺炎支原体肺炎　询问患者发病季节,家庭成员中是否有其他人患有相同症状,是否有咳嗽、头痛、咽痛、乏力等症状。

4.病毒性肺炎　询问患者年龄,既往身体健康状况,发病季节,是否有鼻塞、咽痛、发热、头痛等症状。

(二)身体状况

1.肺炎链球菌肺炎

(1)症状:多数患者发病前有受凉、淋雨、劳累、感染等诱因,大部分患者有上呼吸道感染的前驱症状。

①呼吸系统症状:咳嗽咳痰和胸痛。患者初期可为干咳或伴有少量黏液痰,2~3天出现铁锈色痰,4~5天转为黏液脓性痰,后期出现稀薄淡黄色痰。胸膜受累时可出现胸痛,呈刺痛,咳嗽、深呼吸时疼痛加重。

②全身症状:起病急骤,突然出现寒战、高热,体温可达39℃以上,呈稽留热,常伴有全身酸痛、疲乏无力的症状。部分患者可出现恶心、呕吐、腹胀、腹泻等消化道症状。

(2)体征:患者呈急性病容,口周可出现疱疹,若出现严重的呼吸困难患者,可出现紫绀。肺部出现实变时叩诊呈浊音,呼吸音减弱,语颤增强,听诊可闻及支气管呼吸音,消散期可出现湿啰音。

(3)并发症:近年来因抗生素的广泛应用,严重的并发症已经少见,部分治疗不及时的患者可出现脓胸、脑膜炎、心包炎等。部分老年患者,因脓毒血症或毒血症状易发生感染性休克,表现为神志模糊、嗜睡、谵妄,甚至昏迷,血压下降,四肢厥冷,多汗,发绀,心动过速、心律失常等症状,而高热、胸痛、咳嗽等症状并不突出。

2.葡萄球菌肺炎

(1)症状:患者起病急骤,出现畏寒、高热,呈弛张热或不规则热,脓毒血症明显,全身肌肉疼痛,关节疼痛,精神萎靡不振,伴有进行性气急、发绀、咳嗽、胸痛,呈脓性痰,大量脓痰。也可出现脓血痰。病情严重者短期内可出现贫血,甚至全身衰竭或休克。院内感染的老年患者,症状可不典型,起病隐匿,体温也呈逐渐上升的走势。

(2)体征:患者早期可无明显体征,随后两肺出现散在湿啰音,病变较大或融合者可有肺实变体征。并发气胸或脓气胸则有相应的体征。

3. 肺炎支原体肺炎

(1)症状:本病好发于秋、冬季,各年龄段均可发病,尤以儿童、青年多见,可引起散发或小流行。

多数患者起病缓慢,潜伏期平均为 2～3 周,部分患者感染后无明显症状。患者可首先出现鼻塞、流涕、咽痛等上呼吸道感染的症状,伴有乏力、肌肉酸痛、头痛、发热等中毒症状,发热多为低热,少数可出现高热。呼吸系统症状以刺激性咳嗽为突出表现,持续时间较长,咳少量黏液痰,或伴有胸痛。

(2)体征:本病常无明显的体征,有的患者可出现咽部充血、颈部淋巴结肿大等体征。肺部可无明显体征,部分患者可闻及干湿性啰音。

4. 病毒性肺炎

(1)症状:病毒性肺炎是由于上呼吸道病毒感染向下蔓延致肺部导致,多发生于冬、春季节,多发生于免疫功能正常或抑制的成人或儿童。呈爆发或散发流行。婴幼儿、老人、原有心肺疾患或妊娠的患者,病情较重,可导致死亡。

症状常较轻,好发于病毒疾病流行季节,但起病较急,发热、头痛、全身酸痛、倦怠等全身症状突出,常出现咳嗽、少痰或白色黏液痰、咽痛等呼吸道症状。小儿或老年人易发生重症肺炎,表现为嗜睡、精神萎靡、呼吸困难、发绀,甚至发生休克、心力衰竭、呼吸衰竭或 ARDS 等并发症。

(2)体征:患者常无显著胸部体征,病情严重者可出现呼吸频率增快,幅度变浅,心率增快,肺部干湿啰音。

(三)辅助检查

1. 肺炎链球菌肺炎

(1)血常规:白细胞总数增高,可达 $10\times10^9\sim30\times10^9$/L,中性粒细胞增高,部分患者可出现中毒颗粒和核左移。老年患者白细胞总数可不增高,但中性粒细胞仍会增高。

(2)痰液检查:可做痰涂片检查,可见成对或短链状排列的革兰阳性球菌,细菌培养为肺炎链球菌。

(3)X 线检查:不同的病理期表现不同。充血期可仅有肺纹理增粗,实变期可有大片均匀致密的阴影,常以叶间胸膜为界,边界清楚;消散期可见阴影密度逐渐减低,透亮度增加,呈现小片状阴影,大小不等,后出现条索状阴影。2～3 周阴影可完全被吸收。

(4)血气分析和生化检查:呼吸困难者需进行血气分析检查,可出现低氧血症、呼吸性碱中毒、代谢性酸中毒等。

2. 葡萄球菌肺炎

(1)血常规:白细胞总数增高,常在 $15\times10^9\sim20\times10^9$/L,甚至可更高。中性粒细胞增高,可有核左移和中毒颗粒。

(2)病原学检查:可做痰培养和血培养,可见葡萄球菌。

(3)X 线检查:病变常累及双侧,可见肺段或肺叶实变影,其中可见单个或多个脓肿并有液平面;血源性感染为双侧多发的脓肿,前期首先出现小片状阴影,随后出现空洞、液平面,累及到胸膜可出液气胸。易变性为金葡菌肺炎的重要体征。

3.肺炎支原体肺炎

（1）血常规：白细胞总数正常或略增高，中性粒细胞增多。

（2）病原学检查：可进行咽拭子、痰培养分离检测，但临床应用不普及。目前应用较多的是行血清支原体抗体的检测，急性期和恢复期抗体滴度在4倍以上有较大价值。

（3）X线检查：早期肺纹理增粗及网状阴影，可有多种形态的浸润性阴影，以下叶为多见，呈节段性斑片状模糊阴影。

4.病毒性肺炎

（1）血常规：白细胞总数正常或稍增高或偏低。

（2）病原学检查：痰涂片可见单核细胞。痰培养常无细菌生长。

（3）X线检查：致病原不同，X线表现可不同。可见肺纹理增多，呈小片状浸润阴影或广泛浸润，严重者可出现双肺弥漫性结节性浸润。

（四）心理－社会状况

评估患者对疾病的心理状态，当病情严重时，容易导致患者紧张焦虑的心理改变，对于老年人，容易出现休克性肺炎，可导致患者死亡。需评估患者对疾病的认识情况，及患者对疾病的心理反应。

三、治疗原则

1.肺炎链球菌肺炎

（1）一般治疗：患者应卧床休息，多饮水，严密观察体温、脉搏、呼吸和血压的情况。

（2）抗生素治疗：临床大多数肺炎链球菌对青霉素敏感，可首选青霉素治疗。轻者可给予青霉素G 240万U/d，分3～4次肌肉注射；重者可给予240万U～400万U/d，分3～4次静脉滴注。对青霉素过敏患者，可选用喹诺酮类药物口服或静脉滴注，或头孢类药物。多重耐药菌株感染者，可给予万古霉素治疗。抗菌药物疗程一般为14天，或热退后3天由静脉改为口服。

（3）对症治疗：呼吸困难者应给予吸氧治疗。剧烈胸痛者，可适当给予镇痛药。刺激性干咳者，可给予盐酸可待因15～30mg。咳嗽有痰者给予止咳化痰药物，如氨溴索。

（4）感染性休克的治疗：重症肺炎患者并发感染性休克时，除加强抗感染外，还需积极改善休克，改善器官灌注。

①扩容：为治疗的首要方法。可给予羟乙基淀粉、低分子右旋糖酐等胶体液，可提高胶体渗透压，补充血容量；晶体液则可选用生理盐水、林格氏液等平衡液。补液原则为先快后慢、见尿补钾。

②血管活性药物：在积极扩容的基础上，可加用血管活性药物，改善血液供应，保证重要器官的血液供应。临床上常用去甲肾上腺素、多巴胺和多巴酚丁胺。

③纠正水电解质和酸碱平衡紊乱：根据电解质结果纠正电解质的紊乱，根据血气分析结果，及时处理酸碱平衡失调的情况。

④糖皮质激素：给予糖皮质激素治疗有利于缓解中毒症状，改善病情，使血压回升。可给予氢化可的松每日 200～300mg，分 3～4 次或连续滴注，持续 7 天。

⑤维持重要脏器的功能：对心、脑、肾重要器官要严加监测并进行保护，如发现并发症，需及时进行处理，防止病情进一步恶化。

2.葡萄球菌肺炎　选择抗生素进行治疗，首先可根据经验选择用药，待血培养或痰培养结果出来后，选用针对性强的抗生素进行治疗。一般可选用耐青霉素酶的半合成青霉素或头孢菌素，常用苯唑西林钠 3～4g，静脉滴注，2 次/d；头孢唑啉 2～4g，静脉滴注，2 次/d。也可选用阿莫西林。如患者耐药，可选用万古霉素 0.5g，静脉滴注，3～4 次/d。

如为血源性感染，应同时针对原发病灶进行治疗。

3.肺炎支原体肺炎　本病有自限性，多数病例可自愈。早期使用抗生素治疗，可减轻症状并缩短病程。

(1)抗生素治疗：首选大环内酯类药物，如红霉素 1.0～1.5g/d，口服或静脉滴注；阿奇霉素 0.5g/d、罗红霉素或四环霉素类。喹诺酮类如左氧氟沙星，也可用于支原体肺炎的治疗。青霉素和头孢类治疗疗效不佳。

(2)对症支持治疗：咳嗽严重的患者，可给予镇咳药物。

4.病毒性肺炎　对症治疗为主，卧床休息，保持房间内空气流通，预防交叉感染。给予足量的维生素和蛋白质，多饮水及少量多次进餐，保持呼吸道通畅。

给予抗病毒治疗：①利巴韦林，具有广谱抗病毒的作用，0.8～1.0g/d，分 3～4 次服用。或静脉滴注或肌肉注射，每日 10～15mg/kg，分两次。②阿昔洛韦，每次 5mg/kg，静脉滴注，一日 3 次，连续给药 7 天。也可给予其他抗病毒药物治疗，如金刚烷胺，更昔洛韦等。也可给予中药抗病毒治疗。

四、护理诊断

1.体温过高　与致病菌引起的肺部感染有关。

2.清理呼吸道无效　与肺部炎症、痰液黏稠、咳嗽无力有关。

3.气体交换受损　与肺部感染、痰液黏稠引起呼吸道不通畅、呼吸面积减少有关。

4.疼痛(胸痛)　与肺部炎症累积胸膜有关。

5.知识缺乏　缺乏疾病发生、发展、治疗等相关知识。

6.潜在并发症　感染性休克。

五、护理目标

1.体温下降至正常。

2.呼吸道保持通畅，能进行有效的呼吸。能有效排出痰液。

3.胸痛缓解。

4.对疾病的发生发展了解，并能做到有效预防。

六、护理措施

(一)一般护理

1. **休息与活动**　体温高时需卧床休息,病情较轻时,限制患者活动,减少探视,集中安排治疗和护理活动,保证患者有足够的休息,减少氧耗量,缓解头痛、肌肉酸痛、胸痛等症状。指导患者采取舒适的体位,对于意识障碍的患者,可采取半坐卧位,或侧卧位,以预防或减少分泌物吸入肺内,或者堵塞呼吸道。定时翻身,防止压疮。

2. **饮食**　给予高热量、高蛋白、高维生素易消化饮食,宜少食多餐。发热者,多饮水,每日饮水量在 1000mL 以上,以帮助退热。心脏病和老年患者输液速度不宜过快过多。

(二)病情观察

注意观察患者咳嗽咳痰有无好转,胸痛是否减轻,观察患者体温、呼吸幅度、频率和节律,心率,有无紫绀,必要时给氧。监测患者血压、尿量,并作好记录。观察患者胸片的变化,血常规血培养痰液检查等辅助检查。

(三)对症护理

1. **高热的护理**　密切监测患者体温,体温超过 37.5℃时,应每 4h 测量 1 次体温,如体温发生剧烈急剧的变化,应及时报告给医生。体温超过 38.5℃,需进行物理降温,可给予湿敷、温水擦浴、酒精擦浴、冰水灌肠等。必要时可遵医嘱给予解热镇痛药以降温。注意进行护理,如患者大汗,应及时更换衣服和被褥,保持干爽。并鼓励患者多饮水。

2. **胸痛的护理**　注意保持患者舒适的体位,患者胸痛时,常随呼吸、咳嗽加重,可采取患侧卧位,对胸廓运动有一定的限制作用,可减轻患者疼痛。疼痛剧烈时,患者咳嗽较重时,可给予镇咳药,或在咳嗽时用枕头等物夹紧胸部,减轻疼痛。

3. **感染性休克的护理**

(1)严密观察病情:密切注意患者生命体征,监测血压。如患者出现神志不清,四肢湿冷,面色苍白,脉搏细数,脉压变小,尿量减少等休克前期症状,需及时报告医生。

(2)体位:仰卧中凹位,抬高胸部 20°,抬高下肢 30°,注意保暖,尽量减少搬动。

(3)补充血容量:建立两条静脉通道,遵医嘱给予补充液体,维持有效血容量,降低血液的黏稠度,防止弥散性血管内凝血的发生。补液速度不宜过快,随时观察患者血压、尿量、呼吸、脉搏等,监测中心静脉压。

(4)吸氧:出现紫绀的患者,及时给予高流量吸氧,改善缺氧状态。

(5)纠正酸中毒:如有酸中毒者,可给予纠酸,5％碳酸氢钠静脉滴注,需单独使用。同时监测酸碱状况和电解质情况。

(6)应用血管活性药物的护理:应用血管活性药物时,应注意防止药物渗出血管外,引起局部组织坏死和影响疗效。同时应密切监测血压,维持收缩压在 90～100mmHg,保证重要器官的血液供应。

(四)药物护理

遵医嘱给予抗生素治疗,需行皮试的,必须先行皮试,皮试阴性的患者方能使用。治疗过程中,密切观察患者反应,如出现皮疹、呼吸困难等现象,可能为过敏现象,应立即停止输液,及时报告医生。抗生素单独应用,最好不混合使用。现配现用,不可配置后放置过长时间。密切观察患者治疗后的反应,体温是否下降,咳嗽咳痰情况是否好转,胸痛是否好转等。

（五）心理护理

患者因疾病易出现焦虑不安的心理变化,病情严重者甚至出现悲观失望的心理,此时需主动跟患者进行交流,安慰患者,并耐心讲解疾病的发生发展过程,告知患者肺炎治疗的方法和预后,解释说明各项操作的过程和目的,鼓励患者树立战胜疾病的信心。

（六）健康教育

1.疾病知识指导　指导患者及家属了解肺炎发生的病因和诱因,避免受凉、酗酒和过度疲劳等,尤其是年老体弱和免疫功能低下者,如患有糖尿病、血液病、营养不良、艾滋病等疾病。患者出院后,如需继续服药,应告知患者服药的注意事项,指导患者观察症状,如出现发热、咳嗽、呼吸困难等不适表现,应及时就诊。

2.生活指导　指导患者注意休息,劳逸结合,生活要有规律。制订恰当的锻炼计划,增强体质,提高抵抗力。天气变化时,要及时增减衣物,注意保暖,防止感染。对于意识障碍长期卧床者,指导患者家属注意帮助患者定时翻身、拍背,改变体位,鼓励患者把痰液咳出,如出现感染征象,应及时就诊。

七、护理评价

1.患者对疾病的发生发展是否有详尽的了解,是否明确疾病的诱因,是否明确如何预防。

2.患者发热是否已经降至正常。

3.患者呼吸困难是否缓解。

4.患者胸痛是否缓解。

5.患者咳嗽是否能进行有效咳嗽。

第七节　肺结核的护理

一、概述

结核病是因感染结核菌导致的疾病,具有传染性。结核菌可侵及全身多个脏器,但以肺部为多见。目前结核疾病仍然是一个严重的、全球性的公共卫生和社会问题。

全球有 1/3 的人曾受到结核分枝杆菌的感染。结核病的流行状况与经济水平大致相关,结核病的高流行与国民生产总值的低水平相对应。自 20 世纪 80 年代以来,结核病疫情出现明显回升趋势,世界卫生组织（WHO）2010 年估算全球有 850 万～920 万新增病例,120 万～150 万人死于结核病,在传染病中的死亡率占第二位。WHO 在 1993 年宣布结核病处于"全球紧急状态",动员和要求各国政府加强结核病的控制,同时推行全程督导短程化学治疗策略（DOTS）。其中印度和中国占全球病例的 40%,印度、中国、俄罗斯、南非、秘鲁等 22 个国家集中了全球 80% 的结核病例,这些国家结核病的控制将对全球结核病形势产生严重影响。

我国 2010 年第五次结核病流行病学抽样调查估计结核病发病例 100 万,发病率 78/10万;每年新发耐多药结核病例约有 10 万人。与 2000 年比较,涂阳肺结核患病率和结核病疫情比较严重,各地区差异较大,西部地区肺结核患病率明显高于全国平均水平。

(一)病原学

结核病的结核菌主要为结核分枝杆菌,属放线菌目、分枝杆菌属、分枝杆菌科、分枝杆菌属。其分型分为人型、牛型、非洲型和鼠型,其中以人型引起疾病为多见,接下来牛型也可引起。典型的结核分枝杆菌细长、稍弯曲、两端圆形的杆菌,结核分枝杆菌可抵抗盐酸酒精的脱色作用,抗酸染色呈红色,故称为抗酸杆菌。此菌对外界抵抗力较强,在干燥的环境中可存活数月或数年,在阴湿处能生存 5 个月以上。结核分枝杆菌对紫外线敏感,在阳光直射下 2～7h可被杀死,10W 紫外线灯距照射物 0.5～1m,照射 30min 具有明显杀菌作用。煮沸 1min 也能被杀死,70％乙醇接触 2min,也可杀菌。

结核菌生长缓慢,增代时间为 14～20h,培养时间一般为 2～8 周。结核分枝杆菌菌体成分复杂,主要是类脂质、蛋白质和多糖类组成的复合成分。其中多糖类与血清反应等免疫应答有关,蛋白质是菌体的主要成分,侵入人体后,能诱发皮肤变态反应;类脂质与组织坏死、干酪液化、空洞发生及结核变态反应有关。

(二)流行病学

1.传染源　结核病在人群中的传染源主要是结核病患者,即痰直接涂片阳性者。

2.传播途径　传播途径主要是经过飞沫传播,通过咳嗽、打喷嚏、大笑或高声说话等方式把含有结核杆菌的微滴排到空气中,经消化道和皮肤等途径传播的方式少见。

3.影响传染性的因素　传染性的大小与患者排出的结核杆菌的数量、在空气中的密度、其他人对该结核菌接触的时间及其免疫力有关。

4.易感人群　主要有与肺结核患者密切接触者,免疫力低下者,居住环境拥挤者,老年人,流浪人员,经济收入低者,HIV 患者,婴幼儿等。

(三)结核病在人体内的发生发展

1.原发感染　人体首次感染结核菌后是否发病,取决于感染结核菌毒力的大小和人体体内的抵抗能力,即肺泡内巨噬细胞固有的吞噬杀菌能力。结核分枝杆菌如在人体内存活下来,并在肺泡巨噬细胞内外生长繁殖,这部分肺组织即出现炎性病变,称为原发病灶。原发病灶中的结核杆菌沿着肺内引流淋巴管到达肺门淋巴结,引起肺门淋巴结肿大。原发病灶和肿大的气管、支气管淋巴结称为原发综合征。原发病灶继续扩大,可直接或经血流播散到邻近组织器官,发生结核病。

当结核分枝杆菌首次侵入人体开始繁殖时,人体通过细胞介导的免疫系统对结合分枝杆菌产生特异性免疫,结核分枝杆菌停止繁殖,原发病灶中的炎症迅速被吸收或留下少量钙化灶,肿大的肺门淋巴结逐渐缩小、纤维化或钙化,播散到全身的结核分枝杆菌大部分被消灭。但仍有少量结核分枝杆菌没有被消灭,长期处于休眠期,当机体抵抗力下降时,这些结核菌再次繁殖并引发症状,成为继发性结核病的来源之一,如图 1－3 所示。

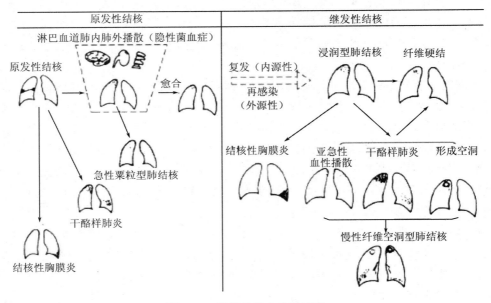

图1－3 肺结核发生发展过程

2.结核病免疫和迟发性变态反应 结核病主要的免疫保护机制是细胞免疫,人体受结核杆菌感染后,肺泡中的巨噬细胞大量分泌白细胞介素－1、白介素－6和肿瘤坏死因子等细胞因子,使淋巴细胞和单核细胞聚集到结核分枝杆菌入侵部位,逐渐形成肉芽肿,限制结核杆菌扩散并杀灭结核菌。

1890年,Koch观察到将结核分枝杆菌分别注射到未感染和3～6周前已经受到结核分枝杆菌感染的豚鼠体内,前者10～14天局部皮肤红肿、溃烂,最后死亡。而后者2～3天局部皮肤出现红肿,形成表浅溃烂,随后愈合,无淋巴结肿大,无播散和死亡。这种机体对结核分枝杆菌再感染和初感染反应不同的现象,称为Koch现象。

3.继发性结核 继发性结核发病可有两种方式:一种是因为原在体内潜伏下来的结核分枝杆菌在人体抵抗力降低时,大量繁殖导致患者再次发病,这种现象称为内源性复发;另一种是因为机体再次受到外源性的结核分枝杆菌感染引发疾病,称为外源性重染。

继发性结核发病有两种类型:一种是发病缓慢,临床症状少而轻,多发生在肺尖或锁骨下,痰涂片阴性,预后良好;另一种是发病较快,在很短的时间内肺部出现广泛的病变、空洞和播散,痰涂片阳性。

(四)病理

结核病的基本病理变化有三种:渗出、增生和干酪样坏死。渗出主要是由于局部中性粒细胞浸润,随后由巨噬细胞和淋巴细胞取代,主要出现在疾病的炎症初期阶段或病变恶化复发时。增生主要表现为结核结节,由淋巴细胞、上皮样细胞、朗汉斯细胞以及成纤维细胞组成,中间可出现干酪样坏死。增生主要发生在病变的恢复阶段。干酪样坏死显微镜检查为红染、无结构的颗粒状物,肉眼观察呈淡黄色,状似奶酪,故称为干酪样坏死。主要发生在结核分枝杆菌毒力强、感染菌量多、机体超敏反应增强、抵抗力低下的情况。

二、护理评估

(一)健康史

询问患者是否与患有结核病的患者有过接触,询问患者既往是否患过肺结核,询问患者是否有咳嗽、低热、午后潮热、咯血、食欲减退、盗汗等症状,是否有过诊断治疗,服用过何种药物,是否坚持治疗。

(二)身体状况

1.临床表现　肺结核有各种类型,每种类型表现多种多样,但有共同之处。

(1)症状:①呼吸系统症状:咳嗽、咳痰两周以上或痰中带血是肺结核常见的可疑症状。咳嗽较轻,呈干咳或少量黏液痰。如合并感染,痰可呈脓性痰。约1/3的患者有咯血,多数患者为少量咯血,少数患者出现大咯血。如病变累及胸膜,可出现胸痛。干酪样肺炎和大量胸腔积液者,可出现呼吸困难。②全身症状:多数患者起病缓慢,常有午后潮热,即下午或傍晚开始升高,次日凌晨降至正常。部分患者有疲倦乏力、盗汗、食欲不振、体重下降等症状。育龄期女性患者可有月经不调。

(2)体征:体征取决于病变的性质、范围和部位。病变范围较小时,可没有任何体征。如病变范围较大,以渗出为主时,可闻及支气管呼吸音或细湿啰音。如有较大范围的干酪样坏死,可出现实变体征,可出现语颤增强、叩诊呈浊音、听诊可闻及支气管呼吸音或细湿啰音。如有较大的空洞时,且空洞距体表较近,空洞内无分泌物,语颤可增强,听诊闻及支气管呼吸音。如病变呈纤维化,可使气管被拉向患者,且患侧胸廓塌陷。如出现胸腔积液,可出现患侧胸廓饱满,叩诊呈浊音或实音,听诊呼吸音减弱或消失。

2.临床分类

(1)原发型肺结核:多见于儿童或居住在边远山区首次进城的成年人。多有结核病接触史。多无症状和症状轻微,表现为低热、轻咳、食欲减退、体重减轻等,类似感冒,数周好转。结核菌素试验强阳性,X线胸片表现为哑铃型阴影,即原发病灶、引流淋巴管炎和肿大的肺门淋巴结,形成典型的原发综合征。如图1—4所示。

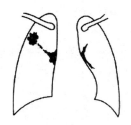

图1—4　原发综合征

(2)血行播散型肺结核:包括急性、亚急性和慢性血行播散型肺结核。急性肺结核又称为急性粟粒型肺结核,多见于婴幼儿和青少年,尤其是营养不良、长期应用免疫抑制剂导致患儿抵抗力低下小儿,多同时伴有原发性肺结核。成人多由病变中和淋巴结内结核分枝杆菌进入血液循环所致。起病急,症状重,常持续高热,中毒症状严重。常伴有结核性脑膜炎或其他脏器结核。X线胸片和CT检查可表现为从肺尖到肺底的大小、密度和分布三均匀的粟粒状结节阴影,结节直径约2mm左右。如图1—5所示。

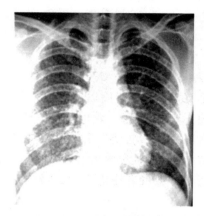

图1—5 急性血行播散型肺结核

亚急性和慢性血行播散型肺结核起病缓慢,结核杆菌可分批经血液进入肺部,症状较轻,X线胸片可表现为双侧对称、大小不等、新旧不等的病灶,呈新鲜渗出与陈旧硬结和钙化病灶共存,主要集中在双肺中上部。

(3)继发型肺结核:多发生在成年人,病程长,反复发生,表现多样。可有多种表现。

①浸润性肺结核:病变以浸润渗出和纤维干酪增殖为主,渗出病变易吸收,而纤维干酪增殖性病变吸收缓慢,可长期无明显改变。起病缓慢,部位多在肺尖和锁骨下,影像学检查表现为小片状或斑点状阴影,可融合成空洞。

②空洞性肺结核:多由干酪渗出病变溶解形成,洞壁不规则,呈虫蚀样,形态不一。空洞性肺结核多有支气管播散,临床症状起伏,发热、咳嗽咳痰、咯血等。患者经常痰中有结核菌,成为传染源。应用有效化学治疗后,空洞不闭合,但长期查痰阴性,空洞壁由纤维组织或上皮细胞覆盖,诊断为"净化空洞"。如空洞中仍有干酪组织,但多次查痰阴性,称为"开放菌阴综合征",此类患者仍需随访。

③结核球:干酪空洞阻塞性愈合或干酪样病变吸收和周边纤维膜包裹形成。结核球内有钙化灶或液化坏死形成空洞,80%以上有结核卫星灶。结核球直径为2~4cm,多小于3cm。

④干酪样肺炎:多发生在机体免疫力低下时,又同时受到大量结核杆菌感染的患者,或有淋巴结支气管瘘,淋巴结中的大量干酪样物质经支气管进入肺内而发生。病情呈急性进展,出现高热、呼吸困难等症状,临床上称为干酪性肺炎。根据病变范围可分为大叶性干酪性肺炎和小叶性干酪性肺炎。大叶性干酪性肺炎X线呈大叶性密度均匀磨玻璃状阴影,逐渐出现溶解区,呈虫蚀样空洞,可播散,痰中能查到结核菌。小叶性干酪性肺炎X线影响呈小叶性播散病灶,多发生在双肺中下部。

⑤纤维空洞性肺结核:此类型的特点是病程长,反复进展恶化,肺组织被破坏严重,肺功能严重受损,双侧或单侧出现纤维厚壁空洞和广泛纤维增生,使患侧肺组织收缩,纵隔被拉向患侧。X线呈双侧或单侧单个或多个厚壁空洞,肺纹理呈垂柳状阴影,健侧呈代偿性肺气肿。结核菌常耐药,使疾病难治,痰中也能长期查到结核菌,成为传染源。此类治疗的关键应在早期给予合理化学治疗,并进行督导。

(4)结核性胸膜炎:含结核性干性胸膜炎、结核性渗出性胸膜炎和结核性脓胸。多见于青壮年,起病缓慢,发病前多有低热、食欲不振、体重减轻等结核中毒症状。发生胸膜炎时,可出现胸痛和干咳,随着积液量增加,胸痛逐渐减轻甚至缓解,但随着积液量增大,逐渐出现呼吸困难。X线检查与积液量和是否有包裹或粘连有关。中等量的积液即形成向外、向上的弧形阴影,大量积液时可使气管或纵隔向健侧移位;包裹性积液不随体位改变而变动。胸腔积液检查 ADA 多高于 45U/L。

(5)其他肺外结核:按部位和脏器命名,如肾结核、骨结核、肠结核等。

(6)菌阴肺结核:三次痰涂片和一次培养阴性的肺结核为菌阴肺结核。

(三)辅助检查

1.痰结核分枝杆菌检查　痰结核分枝杆菌检查是确诊的主要方法,也是制订化疗方案和监测治疗效果的主要依据。每一个有结核可疑症状或肺部有异常阴影的患者,均应行此项检查。检查方法有涂片检查、培养法和药物敏感性测定及 PCR 等技术。痰涂片检查是简单、方便、快捷和可靠的方法,但欠敏感。当痰中含有 5000～10000 个/mL 细菌时可呈阳性结果。痰涂片阳性只能说明有结核菌,并不能确定一定是结核分枝杆菌,但因非结核分枝杆菌感染的机会非常少,因此阳性对诊断结核病有重要的意义。培养法是对结核分枝杆菌确诊的金标准,但因费时较长,一般需 2～8 周,因此临床应用受限,目前多用于临床研究和回顾性诊断。药物敏感性测定:对初治失败、复发以及其他复治患者应进行此项检查,以便为临床制订合理的化疗方案、诊断耐药病例和提供流行病学监测提供依据。PCR、核酸探针检测特异性 DNA等技术仍在进一步完善中。

2.影像学检查　胸部 X 线检查是诊断肺结核的常规首选方法。可发现早期轻微结核病变,确定病变范围、部位、形态、密度,判断病变性质、有无活动、有无空洞等。肺结核 X 线特点病变部位以上叶的尖后段、下叶的背段和后基底段,病变性质可呈浸润、增殖、干酪、钙化,可同时存在,也可单独存在。

3.PPD 试验　PPD 为结核菌素的纯蛋白衍化物。通常在前臂屈侧中上 1/3 处皮内注射0.1mL(5IU),注射后 48～72h 后观察并记录结果。因注射 PPD 后,可引起局部变态反应,皮肤出现硬结,测量硬结横径和纵径,计算出平均直径＝(横径＋纵径)/2。

结果判断:直径≤4mm,为阴性;5～9mm,为弱阳性;10～19mm,为阳性;≥20mm 或虽＜20mm 但局部出现水疱和淋巴管炎为强阳性反应。

临床意义:结核分枝杆菌感染 4～8 周后才能建立变态反应,结核菌素试验阳性仅表示曾有结核感染,并不一定患病。若呈强阳性,常提示活动性结核病。结核菌素试验对婴幼儿的诊断价值大于成人,因年龄越小,自然感染率越低。3 岁以下强阳性反应者,应视为有新近感染的活动性结核病,须予以治疗。儿童阴性一般可排除结核,但对于营养不良、麻疹、水痘、

HIV 感染、癌症以及严重的细菌感染包括粟粒型肺结核患者,卡介苗接种后,结核菌素试验结果多为 10mm 以内。

4.纤维支气管镜检查　此项检查主要用于支气管结核和淋巴支气管瘘的诊断。对于肺内结核病灶,可采集分泌物或冲洗液标本作病原体检查,也可去活体组织进行检查。

5.其他检查　慢性严重的肺结核患者,后期可出现贫血,白细胞减少或类白血病反应。血沉增快,可作为活动指标之一。

(四)心理－社会状况

评估患者对疾病的心理状态,对疾病是否有正确的认识,是否掌握了灭菌方法,评估患者对疾病的心理状态,评估家属和社会支持系统对患者的支撑力度。

三、治疗原则

治疗的目的是使患者早日康复,减少对他人的传播,保护易感人群。治疗方法主要有化学治疗和对症治疗。

(一)化学治疗

化学治疗即采用药物对患者进行治疗。其对结核病的控制起着决定性作用,合理的化疗可杀灭结核菌,使患者结核菌转阴,并防止耐药的发生。

1.化疗原则　化疗原则是早期、规律、全程、适量、联合用药。早期指已经诊断肺结核,应立即给予抗结核药物治疗。因早期病灶内的结核菌以 A 群为主,且病灶局部血管丰富,药物可经血液到达病灶,抗结核药物常可发挥最大的杀菌或抑菌作用。规律指要求患者严格按照医嘱服药,不漏服,不停药,以免产生耐药性。全程指按照治疗方案全程完成治疗。此措施是提高治愈率、减少复发的关键措施。适量指严格遵照医嘱的剂量进行服用,不能随意增减药物剂量。增加剂量可加大药物的副作用,使患者治疗效果没有提高的情况下,副作用增加。减少剂量容易使治疗效果不能保证,还容易导致耐药的发生。联合指一个治疗方案中通常采用多种药物同时服用进行治疗的方法,既可提高疗效,也可杀灭处于不同状态的结核菌,提高治愈率,并减少耐药菌的产生。

2.常用抗结核菌药物　常用抗结核药物有异烟肼、利福平、链霉素、吡嗪酰胺、乙胺丁醇等药。其常用剂量和主要不良反应见表 1－1。

表 1－1　常用抗结核菌药物

药名	缩写	每日剂量/g	间歇疗法一日量/g	抗结核菌机制	主要不良反应
异烟肼	H，INH	0.3	0.3～0.6	杀菌剂,抑制其 DNA 合成	周围神经炎,偶有肝功能损害
利福平	R，RFP	0.45～0.6	0.6～0.9	杀菌剂,抑制 mRNA 合成	肝功能损害,过敏反应
链霉素	S，SM	0.75～1.0	0.75～1.0	杀菌剂,干扰其蛋白质合成	听力障碍,眩晕,肾功能损害
吡嗪酰胺	Z，PZA	1.5～2.0	2.0～3.0	抑菌剂	胃肠不适,肝功能损害,高尿酸血症,关节痛
乙胺丁醇	E，EMB	0.75～1.0	1.5～2.0	抑菌剂,抑制其 RNA 合成	视神经炎

3.化疗方案　主要分为强化阶段和巩固强化阶段。为了充分发挥化学治疗的作用,解决滥用抗结核药物、化疗方案不合理和混乱造成的治疗效果差、费用高、治疗期过短或过长、药物供应和资源浪费等问题,针对不同患者是初治还是复治、痰涂片是阳性还是阴性制订了不同的治疗方案。方案分为每日用药和间歇用药的不同用药方式,但均采用顿服的方法,因顿服所获得的药物浓度高峰比分次服用高 3 倍左右,能提高疗效。

(1)初治活动性肺结核治疗方案:每日用药方案:2HRZE/4HR,即在强化期每日用药异烟肼、利福平、吡嗪酰胺、乙胺丁醇两个月,巩固期每日服用异烟肼和利福平 4 个月。间歇用药方案:$2H_3R_3Z_3E_3/4H_3R_3$,即强化期每周 3 次服用异烟肼、利福平、吡嗪酰胺、乙胺丁醇两个月,巩固期每周 3 次服用异烟肼、利福平 3 次 4 个月。

(2)复治涂阳肺结核治疗方案:$2HRZSE/6-10HRE,2H_3R_3Z_3S_3E_3/6-10H_3R_3E_3$。

(二)对症治疗

一般情况下,肺结核在合理化疗下症状很快减轻或消失,无须特殊处理。咯血是肺结核常见的症状,一般少量咯血以安慰、鼓励为主,消除患者的紧张情绪,保持安静,卧床休息,当有血时轻轻咯出,并可用氨基己酸、氨甲苯酸、酚磺乙胺、卡巴克洛等药物止血。大咯血时使用垂体后叶素 5～10U 加入 25%葡萄糖液 40mL 中缓慢静脉注射,一般为 15～20min,然后将垂体后叶素加入 5%葡萄糖液按 0.1U/kg,H 静脉滴注。

(三)糖皮质激素

当结核中毒症状严重时,可使用糖皮质激素,一般可用泼尼松口服每日 20mg,顿服,1～2周,以后每周递减 5mg,用药时间为 4～8 周。

(四)手术治疗

手术治疗主要适用于经合理化学治疗后无效、多重耐药的厚壁空洞、大块干酪灶、结核性脓胸、支气管胸膜瘘和大咯血保守治疗无效者。

四、护理诊断

1.活动无耐力　与活动性肺结核有关。

2.知识缺乏　缺乏有关肺结核传播及化疗方面的知识。

3.体温过高　与急性血行播散型肺结核、干酪型肺炎等有关。

4.有传染的危险　与开放性肺结核有关。

5.营养失调(低于机体需要量)　与机体消耗增加、食欲减退有关。

6.有窒息的危险　与大咯血有关。

7.遵守治疗方案无效　个人与缺乏对疾病的认识、缺乏治疗的主动性以及长期化疗和药物的副作用有关。

五、护理目标

1.了解疾病的发生发展规律,明确治疗流程和时间周期,能坚持服药,做到不漏服。

2.结核病症状得以控制,无发热。

3.有食欲,能主动进食,增强抵抗疾病的能力。

4.能明确知道肺结核的传染途径,能主动对痰液进行处理,不传染他人。

六、护理措施

（一）一般护理

1.休息与活动　保持环境安静、舒适、整洁、通风,使患者身心愉悦。肺结核患者易感到疲劳,嘱患者适当休息,可根据自身状况调节,适当活动,增强体质,提高抵抗疾病的能力,以不感到疲累为原则。轻症的患者,没有传染性的前提下,可进行正常工作,但过于劳累的工作应禁止,并需要保证充分的休息和睡眠。处于肺结核活动期、有结核中毒症状,或有大量胸腔积液的患者,需卧床休息。多采取患侧卧位,以减轻症状,防止病灶向健侧扩散,有利于呼吸。

2.饮食护理　应根据患者情况,做色香味俱全的饮食,以增强患者食欲。为患者制订饮食营养计划,尤其是营养不良的患者,饮食以高蛋白、高维生素、高热量的饮食为主。蛋白质能提供热量,并能增加机体的抵抗能力和修复的能力,总量控制在 90～120g/d。多食牛奶、豆浆、鸡蛋、鱼、肉等。应注意补充维生素,多食新鲜蔬菜和水果。饮食中可增加维生素 C 的含量,因维生素 C 能减轻血管渗透性,促进渗出病灶吸收。维生素 B 对神经和胃肠道神经有调节作用,应注意摄入。

（二）病情观察

观察患者症状、体征和辅助检查三个方面。症状方面:观察患者咳嗽的频率、程度是否改变,咳痰的量、颜色是否发生变化,咯血的量是否减少或增多,咯血时是否伴有呼吸困难、紫绀等症状。观察是否出现新的症状,如呼吸困难、心悸等。观察体征方面:监测患者血压、呼吸、脉搏、体温、意识变化,观察患者出汗情况。观察患者胸片、痰液等检查是否出现改变。

（三）疾病护理

1.作好隔离,预防传染　有条件者,患者应单居一室,进行空气隔离,室内保持通风,每日用紫外线消毒。患者外出时应戴口罩。嘱患者在咳嗽或打喷嚏时,用双层纸巾遮住口鼻,防飞沫传染。不要随地吐痰,将痰吐在纸上用火焚烧。接触痰液后用流水清洗双手。患者餐具、衣物、生活用品等需煮沸消毒或用消毒液浸泡消毒,同桌共餐时使用公筷,被褥、书籍等需在烈日下暴晒 6h 以上,以预防传染。

2.高热、多汗的护理　对于发热的患者,可首先使用物理降温(湿敷、冰枕、冰帽、酒精擦浴等)的方法帮助患者降低体温,如体温过高,可遵医嘱给予退热药物,需注意出汗的护理,及时更换汗湿的衣服,防止感冒。

3.抽液护理　患者出现胸腔积液诊断不明时,可首先抽取液体进行诊断。当胸腔积液较多时,因压迫肺组织,易导致患者呼吸困难,需给予抽液减压的治疗。操作前应向患者交代病情,告知抽液操作中不能咳嗽、深呼吸、大笑等动作,防止穿刺针刺入肺组织。操作过程中,密切观察患者反应,一旦出现面色苍白、大汗淋漓、头晕、心悸,甚至晕厥等胸膜反应的症状,应立即停止抽液,让患者平卧,密切观察血压、脉搏等,必要时给予患者 0.1% 肾上腺素 0.5mL。术后向患者交代卧床休息 1h,并及时送液体至检验科。

（四）药物护理

肺结核治疗的关键是全程的药物治疗，需反复向患者交代必须全程、按时、按量服用药物，不可随意增减药物剂量，不可漏服，方能提高治愈率，降低复发率，减少耐药的发生。向患者讲解药物的副作用，应定期进行相应的检查。如出现不良反应，应及时遵医嘱给予处理。

（五）心理护理

向患者说明肺结核是一种常见病，讲解疾病发生发展的规律，如患者感到孤独、恐惧，应安慰患者，讲解疾病是一个过程，不需过于担忧，增加患者治疗信心，并鼓励患者通过电脑、手机、广播等途径增加与外界联系的方式，减少孤独感，减轻心理压力。

（六）健康指导

1.肺结核的预防　　肺结核主要通过呼吸道传播，控制传染病的基本原则为控制传染源、切断传播途径、保护易感人群。

（1）控制传染源：根据我国的传染病法规定，发现肺结核的患者，均应及时登记，及时向上级部门报告疫情，指导患者到相应医疗机构进行治疗。对肺结核患者做到早诊断早治疗，做到查出必治，治必彻底。活动性肺结核患者，应当住院治疗，有条件的患者应单居一室，保持房间内空气流通，通风良好。痰菌阳性的肺结核患者，需进行呼吸道隔离。

（2）切断传播途径：注意个人卫生，严禁随地吐痰，不可面对他人打喷嚏或咳嗽，以防飞沫传播。在咳嗽或打喷嚏时，用双层纸巾遮住口鼻，纸巾焚烧处理。留置于容器中的痰液须经灭菌处理再弃去。接触痰液后用流水清洗双手。患者外出时戴口罩。患者使用过的餐具、衣物等日用品需煮沸消毒或用消毒液浸泡消毒，同桌共餐时使用公筷，以预防传染被褥、书籍在烈日下暴晒 6h 以上。医护人员接触患者时，需戴口罩，必要时穿隔离衣和戴手套，接触患者后应及时洗手。当患者不具传染性时，应解除隔离。

（3）保护易感人群：未受过结核菌感染的新生儿、儿童、青少年，进行卡介苗接种，使人获得免疫力。教育易感人群，养成健康的生活方式，提高抵抗力。周围密切接触的人要定期到医院进行有关检查，必要时给予预防性治疗。

2.生活指导　　指导患者调理日常生活，嘱患者戒烟、戒酒；给予合理饮食，保证营养；合理安排休息，避免劳累；避免情绪波动及呼吸道感染。

3.疾病指导　　讲解疾病发生发展的过程，强调药物治疗的必要性和重要性，全程、合理、适量的治疗是保证疾病治愈的关键所在，因此不能随意增减药物剂量，必须按时按量服用，不可漏服，注意观察药物的副作用，定期到医院进行相关的检查，如有不适，及时就诊。

七、护理评价

1.患者服用药物是否具有较高的依从性，能否坚持服药不间断，能否明确知道自己需要注意观察哪些症状体征，是否明确知道哪些症状体征为药物的副作用。

2.患者情绪是否稳定，是否感到恐惧、害怕、担忧等。

3.患者症状是否逐渐好转，各项检查是否正在恢复。

第八节 呼吸衰竭的护理

一、概述

呼吸衰竭是指各种原因引起的肺通气和(或)换气功能严重障碍,以致在静息状态下不能进行有效的气体交换,导致缺氧和(或)二氧化碳潴留,从而出现一系列病理生理改变和相应临床表现的临床综合征,简称呼衰。

诊断的依据常为动脉血气分析,在海平面、静息状态、呼吸空气情况下,当动脉血氧分压(PaO_2)<60mmHg 和(或)动脉血二氧化碳分压($PaCO_2$)>50mmHg 即为呼吸衰竭。

（一）分类

呼吸衰竭可根据动脉血气、起病急缓、发病机制分类。

1. 按动脉血气分类

(1) I 型呼衰:缺氧为主,PaO_2 下降,<60mmHg,$PaCO_2$ 降低或正常,常见于肺换气功能障碍。

(2) II 型呼衰:$PaCO_2$ 升高,同时有 PaO_2 下降。动脉血气分析为 PaO_2<60mmHg 和动脉血 $PaCO_2$>50mmHg,常见于肺通气功能障碍。

2. 按起病急缓分类

(1)急性呼衰:由于多种突发致病因素使通气或换气功能迅速出现严重障碍,在短时间内发展为呼吸衰竭。

(2)慢性呼衰:临床多见,由于呼吸和神经肌肉系统的慢性疾病导致呼吸功能损害逐渐加重,经过较长时间发展为呼吸衰竭。

3. 按发病机制分类

(1)泵衰竭:由呼吸泵功能障碍引起,以 II 型呼吸衰竭表现为主。

(2)肺衰竭:由肺组织及肺血管病变或气道阻塞引起,可表现 I 型或 II 型呼吸衰竭。

（二）病因病机

1. 病因 导致肺通气或肺换气障碍的任何原因,都可引起呼吸衰竭。病因如下:①气道阻塞性病变:任何原因导致气道不通畅,气体不能有效地进入肺内进行气体交换,均可导致呼吸衰竭。气管－支气管炎症、肿瘤、异物等。慢性阻塞性肺疾病、支气管哮喘常见。②肺组织病变:如肺部感染、重症肺结核、肺气肿、弥漫性肺纤维化、肺水肿、急性呼吸窘迫综合征(ARDS)、硅肺等。③肺血管病变:如肺血管栓塞、肺毛细血管瘤。④心脏疾病:各种缺血性心脏疾病、心肌病、心包疾病、严重的心律失常等均可引起通气换气功能障碍,导致呼吸衰竭。⑤神经肌肉病变:如脑血管病变、脑炎、脑外伤、药物中毒、电击等直接或间接抑制呼吸中枢;脊髓灰质炎、多发性神经炎、重症肌无力等累及呼吸肌。

2. 病机 引起呼衰缺氧和二氧化碳潴留发生的主要机制为肺泡通气量不足,通气/血流比例失调,气体弥散障碍,肺内动静脉解剖分流以及氧耗量增加。

(1)肺泡通气不足:正常每分钟肺泡通气量（V）为 4L,才能维持正常的肺泡氧分压

(P_AO_2)和肺泡二氧化碳分压(P_ACO_2),由于气道阻力增加,呼吸动力减弱,生理死腔增加,最终导致肺泡通气不足。肺泡通气不足可引起缺O_2和CO_2潴留,肺泡氧分压(P_AO_2)和肺泡二氧化碳分压(P_ACO_2)与肺泡通气量的关系常见于COPD。

(2)通气/血流比例失调:正常每分钟肺泡通气量(V)为4L,肺毛细血管血流量(Q)为5L,两者之比(V/Q)在正常情况下应保持在0.8,才能保证有效的气体交换。若V/Q<0.8,则静脉血不能充分氧合便进入肺静脉,形成功能性动—静脉分流,P_AO_2下降;若V/Q>0.8,吸入气体则不能与血液进行有效的气体交换,即形成生理死腔增多,出现缺氧。因此V/Q失调通常只引起缺O_2而无CO_2潴留,是造成低氧血症最常见的原因。

(3)弥散障碍:肺内气体交换是通过弥散过程来实现的。弥散过程取决于多种因素,如弥散面积、肺泡膜的厚度、气体的弥散能力、气体分压差等。氧的弥散能力仅为CO_2的1/20,故弥散障碍主要影响氧的交换,以低氧血症为主。

(4)肺内动—静脉解剖分流增加:肺动—静脉瘘时肺动脉内的静脉血未经氧合直接流入肺静脉,主要导致缺氧,造成低氧血症。

(5)氧耗量增加:各种因素(如发热、寒战、抽搐和呼吸困难)均可增加耗氧量,使肺泡氧分压下降,借助增加通气量可以防止缺氧。若患者有通气功能障碍,那么在耗氧量增加时会出现严重的低氧血症。

(三)低氧血症和高碳酸血症对机体的影响

1.对中枢神经系统的影响　脑组织耗氧量大,为全身耗氧量的20%～25%,脑细胞对缺O_2最为敏感,突然中断供氧4～5min即可引起不可逆的脑损害。轻度缺O_2可引起注意力不集中、智力减退、定向障碍,随着缺O_2加重,可导致烦躁不安、神志恍惚、谵妄,甚至昏迷。轻度CO_2潴留,对皮质下层刺激增加,间接兴奋大脑皮质,若$PaCO_2$继续升高,患者出现失眠、精神兴奋、烦躁不安、言语不清等,CO_2潴留抑制皮制活动,出现嗜睡、昏迷、抽搐和呼吸抑制。缺O_2和CO_2潴留均会使脑血管扩张,血流量增加,甚至引起脑间质和脑细胞内水肿,导致颅内压增高,进一步加重组织缺氧而造成恶性循环。

2.对循环系统的影响　缺O_2和CO_2潴留均可刺激心脏,引起心率加快、心输出量增加、血压上升,使肺动脉收缩、肺循环阻力增加,导致肺动脉高压,右心负荷加重。急性严重缺氧还可引起严重心律失常或心脏骤停;长期慢性缺氧可导致心肌纤维化、心肌硬化,引起心力衰竭。CO_2潴留使浅表毛细血管和静脉扩张,表现为四肢红润、温暖、多汗。

3.对呼吸的影响　缺O_2主要通过颈动脉窦和主动脉体化学感受器的反射作用刺激呼吸中枢,若缺O_2加重缓慢,则这种反射的刺激会迟钝。CO_2是强大的呼吸中枢兴奋剂,吸入CO_2浓度增加时,通气量明显增加,CO_2过分升高时,呼吸中枢则受抑制,通气量反而下降。

4.对酸碱平衡、电解质的影响　严重缺O_2抑制细胞的能量代谢,产生大量乳酸和无机磷,引起代谢性酸中毒。缺氧可使能量不足,引起钠泵功能障碍,使钾离子由细胞内转移到血液和组织间隙,而钠和氢离子进入细胞内,造成细胞内酸中毒和高钾血症。

5.对肝肾功能的影响　缺O_2可损害肝细胞,使丙氨酸氨基转移酶(ALT)升高,随着缺O_2的纠正,肝功能可逐渐恢复正常。轻度缺O_2和CO_2潴留会扩张肾血管,增加肾血流量和肾小球滤过率,使尿量增多,但当$PaO_2<40mmHg$时,或当$PaCO_2>65mmHg$时,pH都会明显下降,肾血管痉挛,肾血流量减少,引起肾功能障碍。若能及时治疗,肾功能可恢复正常。

二、护理评估

(一)健康史

询问患者既往身体健康状况,是否有慢性支气管炎、慢性肺源性心脏病等病史,了解患者呼吸困难程度,评估患者是否有发绀、狂躁、抽搐、昏迷等症状。

(二)身体状况

1.急性呼吸衰竭 急性呼吸衰竭常因急性发生,患者机体不能有效代偿,症状较重,如不及时抢救,可危及生命。其临床表现主要是低氧血症所致的呼吸困难和多脏器功能障碍。

(1)呼吸困难:是呼吸衰竭最早出现的症状。多表现为呼吸频率、节律和幅度改变。因呼吸中枢障碍引起的呼吸困难,主要表现为呼吸节律的改变,如出现潮式呼吸、比奥呼吸。

(2)发绀:是缺氧的典型表现。可在口唇、指甲、舌头等处出现发绀。贫血患者发绀不明显。

(3)精神神经症状:急性缺氧可出现精神错乱、躁狂、昏迷、抽搐等症状。如有 CO_2 潴留,可出现嗜睡、淡漠、扑翼样震颤,甚至呼吸骤停。

(4)循环系统:多数患者有心动过速,周围循环衰竭、血压下降、心律失常、心脏骤停。

(5)消化和泌尿系统症状:严重呼吸衰竭可损害肝、肾功能。

2.慢性呼吸衰竭 慢性呼吸衰竭因疾病逐渐加重发生的,患者常在一定的时间内能代偿,病情呈逐渐加重的表现。

(1)呼吸困难:这是最早、最突出的症状,可出现呼吸频率、节律和深度的改变。表现为呼吸浅促、点头、提肩呼吸,或出现"三凹征"。严重者,有呼吸节律的改变,呈潮式、间歇或抽泣样呼吸。

(2)发绀:这是缺氧的典型症状。当动脉血氧饱和度(SaO_2)低于90%时,可在口唇、甲床等处出现发绀。因发绀的程度与还原血红蛋白含量相关,故严重贫血或出血者,发绀可不显露,而红细胞增多者,发绀则更明显。

(3)精神神经症状:多表现为智力或定向功能障碍。缺氧早期会出现搏动性头痛,继而注意力分散,智力或定向力减退;随着缺氧程度的加重,患者可逐渐出现烦躁不安、神志恍惚,进而嗜睡、昏迷。二氧化碳潴留常表现出先兴奋后抑制的症状,兴奋症状包括多汗、烦躁不安、白天嗜睡、夜间失眠等;二氧化碳潴留加重时,中枢神经系统则表现出抑制作用,患者出现神志淡漠、肌肉震颤、间歇抽搐、昏睡、昏迷等称为"肺性脑病"。

(4)循环系统症状:二氧化碳潴留使外周浅表静脉充盈、皮肤充血、温暖多汗。后期缺氧和酸中毒可出现周围循环衰竭、血压下降、心率减慢和心律失常。由于长期的慢性缺氧和二氧化碳潴留还可引起肺动脉高压,患者可出现右心衰竭的症状。

(三)辅助检查

1.血气分析 常以动脉血气分析结果作为诊断呼吸衰竭的重要依据。呼吸衰竭时,PaO_2 $<60mmHg$、$PaCO_2>50mmHg$、动脉血氧饱和度(SaO_2)$<75\%$。代偿性酸中毒或碱中毒时,pH 没有变化;pH<7.35 为失代偿性酸中毒,pH>7.45 为失代偿性碱中毒。剩余碱(BE)是机体代谢性酸碱失衡的定量指标,正常值在 0 ± 2.3mmol/L,代谢性酸中毒时,BE 负值增大;代谢性碱中毒时,BE 正值增大,二氧化碳结合力(CO_2CP)可反映体内碱(HCO_3^-)储备的指标,正常值在 $22\sim32$mmol/L,呼吸性碱中毒或代谢性酸中毒时 CO_2CP 降低,代谢性碱中毒或呼吸性酸中毒时 CO_2CP 升高。

2.痰液检查　有利于确诊病因。

3.其他　肺功能检查、影像学检查、肝肾功能可为诊断提供依据。

(四)心理一社会状况

脑细胞缺氧时,患者的意识状态发生改变,记忆、思维、定向力、性格、行为等出现一系列精神紊乱,生活自理能力减低或完全丧失,需要依赖于医护人员提供帮助和照顾。

三、治疗原则

1.急性呼吸衰竭　治疗原则是:保持呼吸道通畅、纠正缺氧和改善通气;针对病因治疗,去除诱因;支持治疗。

(1)保持呼吸道通畅:保持呼吸道通畅是呼吸衰竭治疗的最基本、最重要的措施。保持气道通畅的措施如下:①若患者昏迷,应使其处于仰卧位,头后仰,托起下颌将口打开。②清除气道内分泌物及异物。③必要时建立人工气道。一般包括 3 种方法:简便人工气道、气管插管和气管切开,其中气管内导管是重建呼吸最可靠的方法。④若患者有支气管痉挛,需静脉给予支气管扩张剂。

(2)氧疗:Ⅰ型呼吸衰竭为氧合功能障碍而通气功能基本正常,较高浓度(>35%)给氧以迅速缓解低氧血症而不会引起 CO_2 潴留。对于伴有高碳酸血症的急性呼吸衰竭,往往需要机械通气治疗。

(3)增加通气量

①呼吸兴奋剂:可改善肺泡通气,促进二氧化碳的排出,以刺激呼吸中枢,增加呼吸频率和潮气量,从而改善通气。主要适用于以中枢抑制为主、通气量不足引起的呼吸衰竭,如尼可刹米、洛贝林、多沙普仑等。不宜用于肺炎、肺水肿等病变引起的以肺换气功能障碍为主所导致的呼吸衰竭患者。不可突然停药。

②机械通气:严重呼吸衰竭患者昏迷逐渐加深,上述处理不能改善时,应考虑使用机械通气。

(4)病因治疗:针对引起患者急性呼吸衰竭的病因进行治疗是十分必要的措施,也是治疗的根本所在。

(5)对症支持疗法:加强液体管理,防止血容量不足或液体过多。存在电解质和酸碱平衡紊乱的患者,纠正之。如患者存在营养不良,需注意保持足够的营养。

(6)其他重要脏器功能监测与支持:因呼吸衰竭可引起其他重要脏器功能障碍,需加强监测与支持,预防肺性脑病、肾功能不全、弥散性血管内凝血等并发症的发生。

2.慢性呼吸衰竭

(1)氧疗:COPD 是导致慢性呼吸衰竭的常见呼吸系统疾病,患者常伴有 CO_2 潴留,氧疗时需注意低浓度吸氧,防止血氧浓度过高。因患者呼吸中枢化学感受器对 CO_2 反应性差,呼吸主要依靠低氧对外周化学感受器的刺激来维持,骤然吸入高浓度氧,解除了低氧对外周化学感受器的刺激,导致患者呼吸进一步减弱,通气障碍加重,导致 CO_2 上升,甚至陷入 CO_2 麻醉状态。

(2)机械通气:可增加通气量,改善肺的氧合功能,是抢救患者生命的重要措施。

(3)抗感染:慢性呼吸衰竭急性加重的常见诱因是感染,一些非感染因素诱发的呼吸衰竭也容易继发感染,因此需要积极抗感染治疗。

(4)呼吸兴奋剂的应用:慢性呼吸衰竭患者可应用呼吸兴奋剂,该药通过刺激颈动脉和主动脉体的化学感受器兴奋呼吸中枢,增加通气量。使用时须保持气道通畅,以免会加重呼吸机疲劳,加重 CO_2 潴留。

四、护理诊断

1.气体交换受损　与呼吸衰竭有关。

2.清理呼吸道无效　与呼吸功能受损、呼吸道分泌物黏稠积聚有关。

3.有感染的危险　与使用呼吸机有关。

4.急性意识障碍　与缺氧、二氧化碳潴留有关。

5.生活自理能力缺陷　与意识障碍有关。

6.潜在并发症　水、电解质紊乱,上消化道出血、肺性脑病。

五、护理目标

1.患者呼吸困难缓解,发绀减轻或消失。

2.气道通畅,痰能排出,痰鸣音明显减少或消失。

3.患者精神状态好转,神志逐渐清醒。

4.能够与医护人员进行有效沟通,并积极配合治疗护理。

5.各种紊乱得以纠正,并发症能被及时发现并采取相应措施。

六、护理措施

(一)一般护理

1.休息与活动　安排患者住在呼吸监护室或单人病房,协助患者取半卧位,以利于增加通气量。注意室内空气清新、温暖,定时消毒,防止交叉感染。

2.饮食　给予低碳水化合物、高蛋白、高脂肪、适量维生素易消化饮食,宜少食多餐。能经口者给予半流质或流质饮食,危重患者常规鼻饲或静脉营养。

(二)病情观察

注意观察患者的血压、意识状态、呼吸频率,昏迷患者检查瞳孔大小、对光反射、肌张力、腱反射病理特征。随时发现病情变化,及时报告医生。加强安全防范措施。因患者常有烦躁、抽搐、神志恍惚等现象,故应加强安全防范措施,如加床栏等,以防受伤。

(三)对症护理

1.氧疗的护理　给氧方式常用的有鼻导管给氧、鼻塞或面罩给氧。对于Ⅱ型呼吸衰竭,应低流量（1～2L/min）、低浓度（25%～29%）持续给氧。对 I 型呼吸衰竭,应予以高浓度吸氧（>35%）,使 PaO_2 提高到 60mmHg 或 SaO_2 在 90% 以上。氧疗过程中,需注意观察氧疗效果。如患者呼吸困难好转、发绀减轻、心率减慢,提示氧疗有效;如患者呼吸困难没有好转甚至加重,意识障碍加深,说明氧疗效果不佳。应报告医生,根据血气分析结果,调整给氧浓度和流量。当患者发绀消失、神志清楚、精神好转、$PaO_2>60mmHg$（8.0kPa）,$PaCO_2<50mmHg$（6.7kPa）时,可考虑终止氧疗。停止吸氧前必须间断吸氧,以后逐渐停止氧疗。氧疗时要注意湿化氧气,防止干燥的氧气刺激呼吸道。氧疗器具要及时消毒,防止交叉感染。嘱患者及患者家属不可随意变动氧流量,不可自行停止吸氧。

2.体液失衡的护理 定期进行血气分析和血生化检查,根据血气分析结果判断酸碱失衡情况。呼吸性酸中毒可通过充分供氧和改善通气以纠正,代谢性酸中毒可遵医嘱静滴少量5%碳酸氢钠以治疗,或通过采取避免二氧化碳排出过快,适当补氯、补钾等措施缓解代谢性碱中毒。

3.保持呼吸道通畅 及时清除痰液,鼓励患者多喝水和用力咳嗽,对于痰液黏稠的患者,要加强雾化。对于咳嗽无力或昏迷患者,给予定时帮助翻身、拍背,促进排痰。

（四）药物护理

1.抗生素 呼吸道感染是呼吸衰竭最常见的诱因,机械通气和免疫功能低下的患者可因反复感染而加重病情。根据痰细菌培养和药敏试验结果,可以选择有效的抗生素积极控制感染。

2.呼吸兴奋剂 尼可刹米（可拉明）是目前常用的呼吸中枢兴奋剂,可兴奋呼吸中枢、增加通气量并有一定的苏醒作用。使用中,应保持呼吸道的通畅,密切观察药物的反应,及时调整用药量和给药速度。对烦躁不安、失眠患者,慎用镇静剂,以防引起呼吸抑制。阿米三嗪是口服的呼吸兴奋剂,主要通过刺激颈动脉窦和主动脉体化学感受器来兴奋呼吸中枢,适用于较轻的呼衰患者。

（五）心理护理

护士在解除患者疾苦的同时,要多了解和关心患者,特别是对于建立人工气道和使用呼吸机治疗的患者,应加强巡视和床旁照料,通过语言或非语言交流方式与患者沟通,给患者以安全感,取得患者信任和合作。

（六）健康教育

1.疾病知识指导 指导患者及家属了解本病的发生机制、诱发因素、发展和转归。鼓励患者进行呼吸肌锻炼,如缩唇呼吸、腹式呼吸。加强耐寒锻炼,如冷水洗脸。教会患者和家属有效咳嗽、咳痰、体位引流、拍背等技术和家庭氧疗法。告知药物的用法、剂量和注意事项等,嘱其遵医嘱用药。指导患者加强营养,合理膳食,达到改善体质目的。

2.生活知识指导 指导患者注意休息,劳逸结合,生活要有规律。制订恰当的锻炼计划,增强体质,提高抵抗力。指导患者避免各种引起呼吸衰竭的诱因,如预防上呼吸道感染,避免吸入刺激性气体,劝告吸烟患者戒烟,避免劳累、情绪激动等不良因素刺激,少去人群拥挤的地方,尽量避免与呼吸道感染者接触,减少感染的机会。告诫患者若痰液增多且颜色变黄、咳嗽加剧、气急加重或出现神志改变等病情变化时,应尽早就医。

七、护理评价

1.患者呼吸困难是否缓解,发绀是否减轻或消失。

2.气道是否通畅,痰是否能排出,痰鸣音是否明显减少或消失。

3.患者精神状态是否好转,神志是否逐渐清醒。

4.体重是否增加,营养状态是否好转。

5.是否能够与医护人员有效沟通,并积极配合治疗护理。

6.各种紊乱是否得以纠正,并发症是否能被及时发现并采取相应措施。

第二章 消化系统疾病护理

第一节 消化内科护理常规

一、内科一般护理常规

1.入院后护士热情接待,根据病情安排床位,危重患者应安置在抢救室或监护室,并及时通知医师。

2.患者入院时测体重,以后每周测 1 次并记录。病情重的卧床患者可暂免测体重,记录"卧床"。

3.危重、特殊检查和治疗的患者需绝对卧床休息,根据病情需要采取卧位,病情轻者可适当活动。

4.根据不同的级别护理给予相应的生活照顾。

5.新入院患者每日测体温、脉搏、呼吸 4 次,正常者 3 天后改为每日测 2 次。遇有病情改变,随时增加测体温、脉搏、呼吸的次数。

6.病室保持清洁、整齐、安静、舒适,保持室内空气新鲜,光线充足,保持室温在 18～22℃,湿度 50%～70%。

7.责任护士采集主、客观资料,填写护理病历首页,并对患者进行入院指导。

8.按病情及等级护理要求,定时巡视病房,严密观察患者生命体征,如呼吸、血压、心率、瞳孔、神志等变化及其他临床表现,注意观察分泌物、排泄物、治疗效果及药物的不良反应等,发现异常,及时通知医师。

9.遵医嘱安排患者饮食,并做标记。

10.及时准确地执行医嘱,认真制定护理计划,有针对性地进行健康指导。

11.入院 24 小时内留取尿、便及其他的标本并及时送检。

12.认真执行交接班制度,做到书面交班和床头交接相结合。

13.按病情及护理问题认真实施护理措施,及时评价护理效果。

14.根据内科各专科特点备好抢救物品,做好抢救护理。

15.了解患者心理需求,给予心理支持,做好耐心细致的解释工作,严格执行保护性医疗制度。

16.指导或协助患者做好个人卫生,按时理发、洗头、沐浴、更衣、剪指(趾)甲等。

17.患者出院前做好出院指导。

二、消化内科一般护理常规

1.一般常规 按内科疾病一般护理常规护理,认真执行消化道隔离措施。

2.休息 危重及进行特殊治疗的患者,如上消化道出血、肝硬化晚期、肝性脑病、肝脓肿、急性胰腺炎等,应绝对卧床休息。轻症及重症恢复期患者可适当活动。

3.饮食护理 饮食规律,避免暴饮、暴食,避免进食粗糙、刺激性食品,如胡椒、芥末、辣椒、油炸食品等。胃酸过多者,禁用浓缩肉汤及酸性食品,宜食用牛奶、豆浆、面包、带碱味的馒头等,以中和胃酸;胃酸过少者,可给浓肉汤及酸性的水果、果汁,以刺激胃酸分泌。

4.检查与治疗 当患者需要进行腹腔穿刺术、肝脾穿刺活检、纤维内镜、内镜下逆行胰胆管造影、经皮肝穿刺介入疗法等检查时,护士应按各种检查治疗常规做好术前准备、术中配合、术后护理。耐心向患者做好解释,消除思想顾虑,取得患者的信任与合作,同时严格执行消毒隔离制度。

5.病情观察

(1)及时了解有无呕吐、便血、腹痛、腹泻、便秘等,观察患者血压、体温、脉搏、呼吸、神志,并详细记录呕吐物或排泄物的次数量、性质,发现异常,及时通知医师。

(2)腹痛性质:患者腹痛时,注意观察疼痛的部位、性质、程度,是否放射,了解腹痛的诱因、发作时间、持续性或阵发性。

(3)腹腔积液患者:轻者应限制活动,重者绝对卧床休息,高度腹胀者取半卧位休息;长期卧床者应预防发生压疮,经常更换体位,按摩受压部位,保持床单位整洁舒适;观察尿量及体重的变化,每日测量腹围,准确记录出入量;加强基础护理,如口腔、皮肤护理;注意避风寒、防受寒、减少感染的发生。限水限盐,原则上每天食钠应限制在 $250\sim500mg$,或氯化钠 $0.6\sim1.2g$,水限制在每日 $1000\sim1500ml$。

6.胃管的护理

(1)妥善固定胃管,每日记录鼻胃管刻度,避免脱出、打折,保持胃管的通畅。及时清理口、鼻腔分泌物。

(2)密切观察胃液的颜色、性质、量,并做好记录。胃液颜色一般为墨绿色(混有胆汁),如颜色为鲜红色,提示胃内有出血;颜色为咖啡色,提示胃内有陈旧性血液。

(3)保持口腔清洁,鼓励患者刷牙漱口,养成良好的卫生习惯。生活不能自理或昏迷的患者给予口腔护理。

(4)鼻饲的护理:鼻饲前应先确定胃管在胃内,鼻饲量每次不超过 200ml。鼻饲温度要适宜,以 $38\sim40$℃为宜,过热易烫伤胃壁黏膜,过凉易引起消化不良、腹泻。持续鼻饲时应均匀灌入。

(5)持续胃肠减压时应保持负压吸引。拔管时,应停止负压吸引后再拔出胃管,以防损伤消化道黏膜。

7.慎用药物 镇痛药、镇吐药、止泻药及抗胆碱能药物是常用的对症治疗药物,在诊断未明时为避免掩盖病情延误诊断,需遵医嘱慎用镇痛药。

8. 留取标本要正规　留取标本要按常规操作,留取患者呕吐物、排泄物等标本的容器应清洁、干燥;留取腹腔积液、胆汁等标本的容器应保持无菌,标本均应取样新鲜,送检及时。

9. 病室环境及用具消毒　病室应定时通风,保持空气新鲜。每日以 0.1‰过氧乙酸擦拭门窗、桌、椅、床、床头柜及厕所便器。限制陪床及探视人员。

10. 做好健康宣教　向患者及家属普及与疾病相关的医疗、护理知识,指导慢性消化系统疾病患者掌握发病的规律性,坚持服药,防止复发和出现并发症。指导患者生活规律,劳逸结合,选择适合自己的运动锻炼方式,避免情绪紧张,做到劳逸结合、合理安排作息生活。

三、消化内科急诊患者入院护理常规

1. 立即安排床位,护送患者至床单元,必要时放置床挡。

2. 立即通知值班医师。

3. 监测生命体征、意识、皮肤黏膜、疼痛及排泄物等情况,发现异常及时汇报。

4. 更衣,做好体格检查准备。危重患者的贵重物品交由家属妥善保管。

5. 做好危重患者急救准备,建立静脉通路,吸氧,备好急救药品、器材。

6. 实施心理指导。对神志清楚者给予安慰解释,缓解恐惧、紧张情绪。

7. 安置患者后,引导家属了解病区环境,做入院介绍。

8. 向患者或家属交代注意事项,如禁食、特殊治疗或手术等。

9. 联系辅助科室做床边检查。

10. 入院评估,当班完成患者入院护理评估单的书写。

11. 根据收集的资料,确定护理问题,制定护理计划,实施护理措施并及时评价效果。

12. 建立患者信息标记,包括床头卡、等级护理牌、饮食牌、药物过敏牌、防跌倒标识、腕带标识等。

13. 疑有传染者,应按隔离原则处理,在病情许可下,进行必要的卫生处置。

四、消化内科一般患者入院护理常规

1. 根据病情需要准备病房床单元。

2. 迎接新患者。观察和了解患者的病情及心理状态。介绍病区环境、有关规章制度(如查房、探视、作息制度、物品放置、贵重物品的保管等),介绍主管医师和责任护士,尽量协助患者满足心理和生理上的需要。

3. 对患者进行入院评估,日常生活能力评估,压疮、跌倒、坠床风险评估。填写入院病历、入院登记以及各种护理文件。

4. 完成各项检查,如生命体征、体重、既往病史、健康状况、药物过敏史等。

5. 通知医师查看患者,及时处理医嘱。进行首次饮食宣教。

6. 收集检查资料。

7. 根据患者情况制订护理计划。

8. 建立患者信息标记,包括床头卡、等级护理牌、饮食牌、药物过敏牌、防跌倒标识、腕带标识等。

五、消化内科一般患者出院护理常规

1. 管床医师开出院医嘱,护士及时通知中心药房及结账科。

2. 根据病情进行出院指导(饮食、起居、活动、功能锻炼、用药情况、复诊时间等)。

3. 交代患者或家属正确办理出院手续的方法。

4. 告知家属准备必要的衣物、交通工具等。

5. 诚恳征求患者意见,发放病区联系卡,出院15天后进行电话随访。

6. 进行疾病知识宣传教育。使其了解自己的病情转归、治疗过程、疗程时间,认识到出院后的治疗、护理依然很重要,丝毫不能松懈大意。

7. 明确治疗计划,向患者及家属交代具体病状,明确出院后的治疗护理内容及重点,确定来院复查时间。

8. 制订家庭护理计划,包括合理的饮食,适当的休息,药物的用法、作用以及可能发生的不良反应和停药指征等。

9. 患者结账后,凭出院卡将门诊病历、出院小结交给患者保管。

10. 办理出院手续当日,责任护士撤除各项治疗卡。

11. 协助患者整理物品,清点医院用物,行动不便者,安排轮椅或推车送患者至电梯口,并事先通知电梯管理人员。热情护送患者出院。

12. 按消毒隔离规范进行床单元终末处理和消毒。

六、消化内科分级护理

患者在住院期间,医护人员应根据患者病情、身体状况和生活自理能力,由医师以医嘱的形式下达护理等级,并根据患者病情变化进行动态调整,即分级护理。分级护理包括特级护理、一级护理、二级护理和三级护理。

1. 特级护理

(1)特级护理患者(具备以下情况之一的患者,可以确定为特级护理)

①重症胰腺炎合并多脏器功能障碍患者。

②肝癌、胃癌、食管癌等多脏器广泛转移随时有生命危险,需要进行抢救的患者。

③消化道出血合并失血性休克需密切监测生命体征的患者。

④肝性脑病昏迷期的患者。

⑤三腔两囊管压迫止血患者。

⑥肝性脑病烦躁期存在坠床等高风险患者。

⑦其他有生命危险,需要严密监护生命体征的患者。

(2)特级护理要点

①设专人24小时护理,持续心电监护,氧气吸入,严密观察病情,随时监测生命体征,如体温、脉搏、呼吸、心率、心律、血压、血糖、意识、瞳孔、尿量、腹围等,及时、准确做好记录。

②准确及时地对患者进行入院、住院、压疮、跌倒、坠床、导管等风险评估,根据评估及时修订护理计划,并采取护理措施,保证患者安全,避免出现护理并发症。

③根据医嘱,正确实施治疗、给药措施。

④准确测量记录出入量,必要时观察每小时尿量。

⑤根据患者病情,正确实施专科护理,如三腔两囊管的护理、专业疾病的护理等。

⑥根据患者病情,每日早、晚各1次进行床单位整理、面部清洁和梳头、口腔护理。每天1次进行会阴护理和足部清洁。

⑦对非禁食患者协助进食、水。

⑧及时给予患者床上使用便器,做好尿、便失禁患者的护理,对于留置尿管的患者每日2次进行会阴清洁和尿管的消毒。

⑨每2～3日给予床上温水擦浴1次,每周给予床上洗头1次。

⑩保持患者的舒适和功能体位:每2小时1次协助患者翻身及有效咳嗽,必要时协助床上移动,做好压疮预防及护理。

⑪根据情况,正确使用床挡和约束带,做好坠床的预防和管理。

⑫需要时协助更衣,做好指(趾)甲护理。

⑬实施床旁交接班。

2.一级护理

(1)一级护理患者(具备以下情况之一的患者,可以确定为一级护理)

①重症胰腺炎急性期的患者。

②逆行胰导管造影(ERCP),食管静脉曲张套扎,胃、肠息肉切除,食管支架置入术后的患者。

③消化性溃疡合并出血需要绝对卧床的患者。

④急腹症未确诊患者。

⑤由重症监护室转入消化内科病情趋向稳定的重症患者。

⑥痴呆、精神症状、意识障碍及完全没有自理生活能力的患者。

⑦克罗恩病急性期患者。

⑧一般已诊断明确消化道出血但需密切监测生命体征的患者。

⑨肝硬化合并食管－胃底静脉曲张存在潜在出血危险的患者。

⑩肝性脑病病情随时加重患者。

(2)一级护理要点

①入院后立即进行生命体征、病情、危险因素评估,及时采取相应护理措施。

②每小时巡视患者,及时评估病情变化,根据患者病情,测量生命体征。

③根据医嘱,正确实施治疗、给药措施。

④根据患者病情,正确实施专科护理,如对重症胰腺炎、消化性溃疡伴出血 ERCP 等术后的患者给予管道护理、皮肤护理、口腔护理、引流量的观察及记录等;保证肝性脑病的患者安全护理措施到位。

⑤对于生活不能自理患者的基础护理服务内容:早晚各1次进行床单位整理、面部清洁和梳头、口腔护理;每天1次进行会阴护理和足部清洁;对有可能再出血的消化道患者协助头偏向一侧,防止误吸,及时清理分泌物等;及时给予患者床上使用便器,做好尿、便失禁患者的

护理,对于留置尿管的患者每日早晚 2 次进行会阴清洁和尿管的消毒,如床单元有污染及时更换;每 2～3 日给予床上温水擦浴 1 次,每周给予床上洗头 1 次;保持患者的舒适和功能体位;每 2 小时 1 次协助患者翻身及有效咳嗽,必要时协助床上移动,受压部位每日至少 2 次涂抹赛肤润,长期受压部位给予安普贴保护,做好压疮预防及护理;需要时协助更衣,做好指(趾)甲护理。

⑥对于生活能部分自理患者的基础护理服务内容:每日晨间 1 次进行床单位整理、协助面部清洁和梳头,每晚进行会阴护理和足部清洁;及时协助患者床上使用便器,做好尿、便失禁患者的护理,对于留置尿管的患者每日 2 次进行会阴清洁和尿管的消毒;每 2～3 日 1 次协助患者床上温水擦浴;需要时协助洗头、更衣,做好指(趾)甲护理;保持患者的舒适和功能体位;每 2 小时 1 次协助患者翻身及有效咳嗽,必要时协助床上移动,做好压疮预防及护理;对非禁食患者协助进食、饮水。

⑦提供患者康复、营养支持、服药、安全、预防疾病等与护理相关的健康指导。

3. 二级护理

(1)二级护理患者(具备以下情况之一的患者,可以确定为二级护理)

①消化道出血、重症胰腺炎等恢复期的患者。

②病情稳定需卧床休息的患者,如胃炎、胃溃疡、结肠炎、腹泻、自身免疫性疾病。

③慢性肝炎、肝硬化、脂肪肝恢复期的患者。

④行动不便的老年患者和生活部分自理的患者。

(2)二级护理要点

①入院后即进行生命体征、病情、危险因素评估,采取相应护理措施。

②每 2 小时巡视患者,观察患者病情变化。

③根据患者病情,测量生命体征。

④根据医嘱,正确实施治疗、给药措施。

⑤根据患者病情,正确实施护理措施和安全措施。

⑥保持病房环境整洁,空气清新,帮助整理私人用品,协助患者更衣。

⑦帮助消化道溃疡、便秘、溃疡性结肠炎等患者维护卫生、仪表、仪容。

⑧对于生活部分自理的患者,基础护理服务标准同"一级护理患者服务标准"的第⑥条要求。

⑨对于生活完全自理的患者,每日 1 次整理床单元,做好安全护理。

⑩给患者讲解戒烟、酒,规律饮食的重要性,提供护理相关健康指导。

4. 三级护理

(1)三级护理患者(具备以下情况之一的患者,可以确定为三级护理)

①生活完全自理且病情稳定的患者。

②生活完全自理且处于康复期的患者,如各种消化内科疾病康复期的患者。

③息肉切除、ERCP、择期拟行套扎术患者。

(2)三级护理要点

①每 3 小时巡视患者,观察患者病情变化。

②根据患者病情,测量生命体征。

③根据医嘱,正确实施治疗、给药措施。

④提供护理相关的健康指导。

⑤每日1次整理床单元,做好安全护理。

⑥做好患者术前健康指导。

⑦做好患者及家属的宣传教育、饮食指导和心理指导。

第二节 消化系统疾病常见症状与体征的护理

一、恶心与呕吐

恶心与呕吐是消化系统疾病的常见症状。恶心是指一种对食物反感或食后即想呕吐的感觉。呕吐是指胃内容物或一部分小肠内容物,通过食管逆流出口腔的一种复杂的反射性动作。

恶心常是呕吐的前驱症状,也可单独出现。呕吐是人体的一种本能,可将有害物由胃排出,从而起到保护作用。因此,恶心、呕吐也是身体的一种警示。但持久而剧烈的呕吐可引起水、电解质紊乱,代谢性碱中毒及营养障碍等。

(一)常见原因

1.胃源性呕吐 当胃黏膜受到化学性或机械性刺激(如急性胃炎、胃癌等)或胃过度充盈(幽门梗阻)时即可发生呕吐。

2.腹部疾病引起的反射性呕吐 各种急腹症,如肠梗阻、腹膜炎、阑尾炎、胆管及胰腺疾病,因刺激迷走神经纤维引起反射性呕吐。

(二)临床表现

1.呕吐物量大,见于幽门梗阻、小肠上部梗阻。

2.呕吐物为血性,见于上消化道出血,如食管下端黏膜撕裂症、溃疡病、出血性胃炎、胃癌、食管静脉曲张破裂等。

3.混有胆汁,提示梗阻的部位在十二指肠以下。

4.混有隔餐食物或隔日食物,提示幽门梗阻。

5.呕吐物有粪臭味,提示小肠低位梗阻、麻痹性肠梗阻、近段肠腔内有大量细菌繁殖、结肠梗阻或有回盲瓣关闭不全、结肠造瘘或上段小肠结肠瘘。

6.呕吐物中见少量未消化食物,见于贲门失弛缓症等食管性呕吐。

(三)辅助检查

1.体检

(1)一般检查:注意营养状态、精神状态,有无失水现象。

(2)腹部检查:有无振水音和胃肠蠕动波、肠型。有无腹胀、腹壁有无紧张、压痛、反跳痛。腹部有无包块及移动性浊音,肠鸣音有无亢进、减弱或消失。

(3)眼底检查:有无脑膜刺激症状、脑膜刺激的神经反射征,颅压增高时应做眼底检查。

2.实验室检查　恶心、呕吐患者的实验室检查:①血常规、尿常规及酮体的检查。②血糖、尿素氮及二氧化碳结合力的测定。③电解质及肝功能检查。④必要时做呕吐物化学分析或细菌培养。⑤疑有颅内疾患时,做脑脊液检查。

3.X线检查　恶心、呕吐患者的X线检查包括腹部透视或平片,食管、胃肠、胆囊或颅骨摄影等,必要时做脑CT、脑血管造影、磁共振检查。

4.特殊检查　恶心、呕吐患者的特殊检查:①食管测压:用于发现食管动力性疾病,如弥漫性食管痉挛、贲门失弛缓等引起的假性呕吐。②胃排空测定:包括放射性闪烁扫描显像法、胃超声评价液体食物的排空以及^{13}C尿素呼气试验。③胃电图:用于识别胃起搏点的节律异常,但存在信号不良、伪差与临床症状相关性差等缺点。④胃肠测压:是评价上胃肠道动力异常最可靠的生理学检查,但是检查繁琐、昂贵、操作困难。

(四)治疗原则

1.治疗原则　呕吐的治疗原则:①积极寻找病因,给予针对性的治疗。②镇吐对症治疗。③纠正水、电解质代谢紊乱。④其他并发症治疗。

2.对症治疗

(1)呕吐严重时禁食,待呕吐逐渐好转后,可给流质或半流质饮食。

(2)补液维持水、电解质及酸碱平衡。

(3)适当给予镇静、镇吐或解痉药物,如多潘立酮10mg或甲氧氯普胺10mg,每日2～3次口服。

(五)护理评估

1.健康史

(1)常见原因:妊娠呕吐、反应性呕吐、消化系统疾病、急性中毒、呼吸系统疾病、泌尿系统疾病、循环系统疾病、妇科疾病、青光眼、遗传因素、胃及十二指肠运动异常、应激紧张、吸烟、饮酒等。

(2)恶心、呕吐的规律性:餐后近期内出现呕吐,并有骤起的集体发病情况,应考虑食物中毒;神经性呕吐多在餐后即刻发生;在餐后较久或积数餐之后才出现呕吐的,多见于消化性溃疡及胃癌等引起的幽门、十二指肠慢性不全梗阻。

(3)恶心、呕吐发生时间:晨间呕吐在育龄女性应考虑早期妊娠反应,有时也见于尿毒症或慢性酒精中毒。有些鼻窦炎因分泌物刺激咽部,也有晨起恶心和干呕。夜间呕吐多见于幽门梗阻。

(4)恶心、呕吐的特点:一般呕吐常先有明显恶心,然后出现呕吐。但神经性呕吐可不伴有恶心或仅有轻微恶心,呕吐并不费力,甚至可以随心所欲地呕吐。高血压脑病或颅内病变引起颅压增高时,也常常没有恶心而突然出现喷射状呕吐。

(5)恶心、呕吐物的性质:幽门梗阻的呕吐物含有隔餐或隔日食物,有酸臭味;呕吐物中含有多量黄色胆汁,多见于频繁剧烈呕吐或十二指肠乳头以下的肠梗阻;大量呕吐多见于幽门梗阻或急性胃扩张,一次呕吐可超过1000ml;呕吐物有粪便臭味的可能是低位肠梗阻;呕吐大量酸性胃液多见于高酸性胃炎、活动期十二指肠溃疡或促胃液素瘤;呕吐物呈咖啡样或鲜红色,考虑上消化道出血。

2.身体状况 对于频繁、剧烈呕吐者,评估血压、尿量、皮肤弹性及有无水、电解质平衡紊乱等症状。

(六)护理诊断

1.有体液不足的危险 与大量呕吐导致失水有关。

2.活动无耐力 与频繁呕吐导致失水和电解质有关。

3.焦虑 与频繁呕吐、不能进食有关。

(七)护理措施

1.评估患者的一般情况 包括年龄、原发疾病、全身情况、生命体征、神志、营养状况,有无失水表现。评估患者心理状态,恶心、呕吐发生的时间、频率、原因或诱因、与进食的关系等。

2.生活护理 协助患者进行日常生活、活动。患者呕吐时应协助其坐起或侧卧,头偏向一侧,以免误吸。呕吐完毕,协助漱口,更换污染衣物、被褥,开窗通风去除异味。遵医嘱应用镇吐药物及其他治疗,促使患者逐步恢复正常饮食和体力。告知患者坐起、站立时动作应缓慢,以免发生直立性低血压。

3.应用放松技术 常用深呼吸、转移注意力等放松技术,减少呕吐的发生。深呼吸法:用鼻吸气,然后张口慢慢呼气,反复进行;转移注意力:通过与患者交谈,或倾听轻松的音乐、阅读喜爱的文章等方法转移患者注意力。

4.心理护理 通过观察患者以及与患者家属交谈,了解患者心理状态,耐心解答患者及家属所提出的种种疑惑。解释呕吐与精神迷素的关系,讲解精神紧张不利于呕吐的缓解,而且紧张、焦虑影响食欲及消化能力。

5.病情观察 患者呕吐量大时,注意有无水、电解质及酸碱平衡失调。

(1)监测生命体征:定时测量和记录患者生命体征直至稳定。血容量不足时可发生心动过速、呼吸急促、血压降低,特别是直立性低血压。持续性呕吐导致大量胃液丢失而发生代谢性碱中毒时,患者呼吸浅而慢。

(2)观察失水征象:准确记录每日的出入量、尿比重、体重。动态观察实验室检查结果,如电解质、酸碱平衡状态。观察患者有无失水征象,依失水程度不同,患者可出现软弱无力、口渴、皮肤黏膜干燥及弹性减弱、尿量减少、尿比重增高,甚至出现烦躁、神志不清及昏迷等表现。

(3)观察呕吐情况:观察患者呕吐的特点,记录呕吐的次数,呕吐物的性质、量、颜色及气味。

(4)积极补充水分和电解质:剧烈呕吐不能进食或严重水、电解质失衡时,主要通过静脉输液给予纠正。口服补液时,应少量多次饮用,以免再次引起恶心、呕吐。口服补液未能达到所需补液量时,需要静脉输液以恢复和保持机体的液体平衡。

二、呕血与黑便

呕血是指上消化道或消化器官出血,血液从口腔呕出。上消化道或小肠出血时,血红蛋白的铁质在肠道经硫化物作用形成黑色硫化铁,粪便可呈黑色而发亮,称为柏油样便。常由上消化道疾病(食管、胃十二指肠、胃空肠吻合术后的空肠、胰腺、胆管)急性出血所致,少数见于某些全身性疾病。大量呕血易发生失血性休克,危及生命。

（一）临床表现

每日出血量超过 60ml 即可有黑便;有呕血则提示胃内储血量至少达 300ml。呕血前常有上腹不适及恶心,大量出血时常发生急性周围循环衰竭,对出血量的判断见表 2-1。

表 2-1　上消化道出血程度的判断

分级	失血量	血压	脉搏	血红蛋白	临床表现
轻度	占全身总血量 10%~15%,成人失血量<500ml	基本正常	正常	无变化	一般不引起全身症状,或仅有头晕、乏力
中度	占全身总血量 20%~30%,成人失血量 500~1000ml	收缩压下降 80mmHg	100~120 次/分	70~100g/L	一时性眩晕、口渴、心悸、烦躁、尿少、肤色苍白
重度	占全身总血量>30%,成人失血量>1500ml	收缩压<80mmHg	>120 次/分	<70g/L	神志恍惚、四肢厥冷、大汗、少尿或无尿

（二）辅助检查

1. 一般检查　呕血与黑便的一般检查:注意面容与贫血程度,有无周围循环衰竭表现,如四肢厥冷、脉搏细数、血压下降、烦躁不安等,有无蜘蛛痣、黄疸、肝掌及皮肤色素沉着,有无黏膜或皮肤或出血,有无锁骨上淋巴结或全身淋巴结增大。

2. 腹部检查　呕血与黑便的腹部检查:有无腹壁静脉曲张,有无腹压痛和包块,有无肝、脾大和腹腔积液。

3. 肛门直肠指检的作用　肛门直肠指检在呕血与黑便的检查中可早期发现黑便,注意有无痔或肿块。

4. 实验室检查　呕血与黑便的化验检查:①血常规、尿常规检查。②血型测定并做好交叉配血试验。③肝功能检查、尿素氮测定。④必要时做 ESR 和出血性疾病常规检查。

5. 特殊检查　呕血与黑便的特殊检查:①急诊内镜检查,应在出血 24~48 小时内进行,对出血部位和性质的诊断有重要价值。②超声波肝、脾、胆囊探查。③X 线检查,一般在出血停止后 1 周做胃肠钡餐检查。④必要时做腹部血管造影,协助诊断出血病灶与部位。

（三）治疗原则

1. 一般处理措施　呕血与黑便的一般处理措施:绝对静卧,监测脉搏、血压、呼吸、神志变化,烦躁不安者给予镇静剂。呕血者宜暂禁食,呕血停止后可给予少量多次流质饮食。

2. 止血措施　呕血与黑便的止血措施:①食管静脉曲张破裂出血可放置三腔二囊管压迫止血和(或)静脉注射血管加压素、生长抑素。②消化性溃疡或急性胃黏膜病变出血可用 H_2 受体阻断剂,如 Famotidine 或质子泵抑制剂:Omeprazole 静脉注射。③口服或胃内灌注:8mg/dl 去甲肾上腺素溶液。④内镜注射硬化剂、组织胶及套扎治疗或电凝止血。

3. 介入治疗　严重消化道大出血在少数特殊情况下既无法进行内镜治疗又不能耐受手术治疗,可考虑在选择性肠系膜动脉造影找到出血灶的同时进行血管栓塞治疗。

4. 手术治疗　呕血与黑便患者经内科积极抢救 24~48 小时仍不能控制止血时,应考虑外科手术治疗。

（四）护理评估

1.评估可能引起出血的原因及部位 如溃疡出血、肠系膜血管畸形出血、术后吻合口出血、门脉高压出血等。

2.遵医嘱给予辅助检查 胃镜、肠镜、BUS、CT、消化道造影、DSA 等。

3.实验室和特殊检查结果 血常规、血尿素氮、红细胞计数、网织红细胞、便常规、肝肾功能、电解质水平。

4.血红蛋白情况 血红蛋白 90～110g/L 为轻度贫血，60～90g/L 中度贫血，50～60g/L 重度贫血，＜60g/L 有输血指征。

5.评估面色、有无休克征象（烦躁不安或神志不清、面色苍白、四肢湿冷、口唇发绀、呼吸急促等，血压下降、脉压变小、心率加快、尿量减少）。

（五）护理诊断

1.组织灌注量无效（外周） 与上消化道出血致血容量不足有关。

2.活动无耐力 与呕血、黑便致贫血有关。

3.焦虑/恐惧 与大量呕血与黑便有关。

4.潜在并发症 休克。

5.有误吸的危险 与呕吐物误吸入肺内有关。

（六）护理措施

1.一般护理措施

（1）绝对卧床休息：保持安静，避免不必要的交谈。休克患者平卧位床挡拉起。出血停止后以卧床休息为主，适当活动，避免头晕跌倒。床边悬挂防跌倒牌。及时清除血污物品，保持床单元整洁。

（2）体位：急性出血期给予侧卧或平卧位，头偏向一侧，以防窒息。

（3）饮食：出血期禁食，关注补液量是否恰当，以防血容量不足。禁食患者应做好口腔护理，恢复期根据医嘱给予适当饮食，从流质→无渣（低纤维）半流→低纤维普食，渐进恢复饮食。

（4）心理指导：耐心做心理疏导，使其放松身心，配合治疗。

2.基础生命体征观察

（1）体温：大量出血后，多数患者在 24 小时内出现低热，一般不超过 38.5℃，持续 3～5 天。

（2）出血时先脉搏加快，然后血压下降。注意测量坐卧位血压和脉搏（如果患者卧位改坐位血压下降＞20mmHg，心率上升＞10 次/分提示血容量明显不足，是紧急输血的指征）。

（3）病情观察：观察呕血的颜色、量、持续时间及频率。患者的呼吸、血压、血氧、脉搏、心率、尿量、皮肤及甲床色泽。

（4）注意观察有无窒息征兆症状：咯血停止、发绀、自感胸闷、心悸、大汗淋漓、喉痒有血腥味及精神高度紧张等。

3.症状及体征观察

(1)再出血的观察:呕血的颜色(鲜红或有血块、咖啡色)、量,排便次数、颜色(血便、黑便、柏油样、黏液血便)和性状(成形、糊状、稀便、水样)。

(2)出血严重程度的估计:成人每日消化道出血 5～10ml 粪便潜血试验出现阳性;50～100ml 可出现黑便;胃内积血量在 250～300ml 可引起呕血;一次出血量<400ml 一般不引起全身症状;出血量>400～500ml,可出现全身症状,如头晕、心悸、乏力等;短时间内出血量>1000ml,可出现周围循环衰竭表现,如口干、意识变化、休克等。

(3)肠鸣音和伴随的腹部体征,尿量(有无急性肾衰竭及血容量补充是否足够)。

4.用药观察

(1)呕血量较大者常用垂体后叶素 18U 加入生理盐水 100ml,静脉泵入 10ml/h(高血压、冠心病患者及孕妇禁用),可用立其丁(酚妥拉明)10mg 加入生理盐水 100ml 静脉泵入 10ml/h,注意观察有无腹痛等不良反应。

(2)镇静药:对烦躁不安者常用镇静药,如地西泮 5～10mg 肌内注射。禁用吗啡、哌替啶,以免抑制呼吸。

(3)应备齐急救药品及器械:如止血药、强心药、呼吸中枢兴奋药等药物。此外,应备开口器、压舌板、舌钳、氧气筒或氧气枕、电动吸引器等急救器械。

三、腹痛

腹痛按起病急缓、病程长短可分为急性与慢性腹痛。急性腹痛多由腹腔脏器的急性炎症、扭转或破裂,空腔脏器梗阻或扩张,腹腔内血管阻塞等引起;慢性腹痛的原因常为腹腔脏器的慢性炎症、腹腔脏器包膜的张力增加、消化性溃疡、胃肠神经功能紊乱、肿瘤压迫及浸润等。此外,某些全身性疾病、泌尿生殖系统疾病、腹外脏器疾病,如急性心肌梗死和下叶肺炎也可引起腹痛。

(一)临床表现

腹痛可表现为隐痛、钝痛、灼痛、胀痛、刀割样痛、钻痛或绞痛等,可为持续性或阵发性疼痛,其部位、性质和程度常与疾病有关。如胃、十二指肠疾病引起的腹痛多为中上腹部隐痛、灼痛或不适感,伴畏食、恶心、呕吐、嗳气、反酸等。小肠疾病多呈脐周疼痛,并有腹泻、腹胀等表现。

大肠病变所致的腹痛为腹部一侧或双侧疼痛。急性胰腺炎常出现上腹部剧烈疼痛,为持续性钝痛、钻痛或绞痛,并向腰背部呈带状放射。急性腹膜炎时疼痛弥漫全腹,腹肌紧张,有压痛、反跳痛。

(二)辅助检查

根据不同病种进行相应的实验室检查,必要时需做 X 线检查、消化道内镜检查等。

(三)护理评估

1.健康史　腹痛发生的原因或诱因,起病急骤或缓慢、持续时间,腹痛的部位、性质和程度;腹痛与进食、活动、体位等因素的关系;腹痛发生时的伴随症状,如有无恶心、呕吐、腹泻、呕血、便血、血尿、发热等;有无缓解疼痛的方法;有无精神紧张、焦虑不安等心理反应。

2.身体状况

(1)全身情况:生命体征、神志、神态、体位、营养状况以及有关疾病的相应体征,如腹痛伴黄疸者提示与胰腺、胆系疾病有关,腹痛伴休克者可能与腹腔脏器破裂、急性胃肠穿孔、急性出血性坏死性胰腺炎、急性心肌梗死、肺炎等有关。

(2)腹部检查:腹部外形,有无膨隆或凹陷;有无胃形、肠形及蠕动波;有无腹壁静脉显露及其分布与血流方向。肠鸣音是否正常。腹壁紧张度,有无腹肌紧张、压痛、反跳痛,其部位、程度;肝脾是否大,其大小、硬度和表面情况;有无腹块。有无振水音、移动性浊音。为了避免触诊引起胃肠蠕动增加,使肠鸣音发生变化,腹部检查的顺序为视、听、触、叩,但仍按视、触、叩、听的顺序记录。

(四)护理诊断

1.疼痛:腹痛　与腹腔脏器或腹外脏器的炎症、缺血、梗阻、溃疡、肿瘤或功能性疾病等有关。

2.焦虑　与剧烈腹痛、反复或持续腹痛不易缓解有关。

(五)护理措施

腹痛是很常见的临床症状。因发病原因的不同,腹痛的性质、程度、持续时间和转归各异,需要有针对性地治疗、护理,包括病因治疗和镇痛措施。腹痛患者的一般护理原则包括以下几个方面:

1.疼痛:腹痛

(1)腹痛的监测

①观察并记录患者腹痛的部位、性质及程度,发作的时间、频率,持续时间,以及相关疾病的其他临床表现。如果疼痛突然加重、性质改变,且经一般对症处理疼痛不能减轻,需警惕某些并发症的出现,如消化性溃疡穿孔引起弥漫性腹膜炎等。

②观察非药物性和(或)药物镇痛治疗的效果。

(2)非药物性缓解疼痛的方法

该方法是对疼痛,特别是慢性疼痛的主要处理方法,能减轻患者的焦虑、紧张,提高其疼痛阈值和对疼痛的控制感。具体方法:

①行为疗法:指导式想象(利用一个人对某特定事物的想象而达到特定的正向效果,如回忆一些有趣的往事可转移对疼痛的注意)、深呼吸、冥想、音乐疗法、生物反馈等。

②局部热疗法:除急腹症外,对疼痛局部可应用热水袋进行热敷,以解除肌肉痉挛达到镇痛效果。

③针灸镇痛:根据不同疾病和疼痛部位选择针疗穴位。

(3)用药护理:镇痛药物种类甚多,应根据病情、疼痛性质和程度选择性给药。癌性疼痛应遵循按需给药的原则,有效控制患者的疼痛。观察药物不良反应,如口干、恶心、呕吐、便秘和用药后的镇静状态。急性剧烈腹痛诊断未明时,不可随意使用镇痛药物,以免掩盖症状,延误病情。

(4)生活护理:急性剧烈腹痛患者应卧床休息,要加强巡视,随时了解和满足患者所需,做好生活护理应协助患者取适当的体位,以减轻疼痛感并有利于休息,从而减少疲劳感和体力消耗。对烦躁不安者应采取防护措施，防止坠床等意外发生。

2.焦虑 疼痛是一种主观感觉。对疼痛的感受既与疾病的性质、病情有关，也与患者对疼痛的耐受性和表达有关。后者的主要影响因素有患者的年龄、个性、文化背景、情绪和注意力；周围人们的态度；疼痛对患者的生活、工作、休息、睡眠和社交活动的影响，其影响对患者是否具有重要意义；以及疾病的性质，例如，是否危及生命等。

急骤发生的剧烈腹痛、持续存在或反复出现的慢性腹痛以及预后不良的癌性疼痛均可造成患者精神紧张、情绪低落，而消极悲观和紧张的情绪又可使疼痛加剧。因此，护士对患者和家属应进行细致全面的心理评估，取得家属的配合，有针对性地对患者进行心理疏导，以减轻紧张恐惧心理，稳定情绪，有利于增强患者对疼痛的耐受性。

四、腹泻

正常人的排便习惯多为每天1次，有的人每天2～3次或每2～3天1次，只要粪便的性状正常，均属于正常范围。腹泻是指排便次数增加，粪便稀薄并可带有黏液、脓血或未消化的食物。如排便次数每日3次以上，或每天粪便总量＞200g，其中粪便含水量＞85%，则可认为是腹泻。

腹泻可分急性与慢性腹泻两类。急性腹泻发病急，病程在2～3周之内；腹泻超过3周者属于慢性腹泻，慢性腹泻病程至少4周以上，或间歇期在2～4周的复发性腹泻。

腹泻多是肠道疾病引起，其他原因还有药物、全身性疾病、过敏和心理因素等。

（一）临床表现

1.小肠性腹泻 多为水样便或粪便稀薄，无里急后重，常有脐周疼痛。

2.大肠性腹泻 可出现黏液血便、脓血便或果酱样粪便，多有里急后重感。

3.严重腹泻 可造成脱水、电解质紊乱及代谢性酸中毒。

4.长期慢性腹泻 可导致营养不良或全身衰竭表现。

（二）辅助检查

采集新鲜粪便标本做显微镜检查，必要时做细菌学检查。急性腹泻者注意监测血清电解质、酸碱平衡状况。

（三）护理评估

1.健康史 腹泻发生的时间、起病原因或诱因、病程长短；粪便的性状、气味和颜色，排便次数和量；有无腹痛及疼痛的部位，有无里急后重恶心、呕吐、发热等伴随症状；有无口渴、疲乏无力等提示失水的表现；有无精神紧张、焦虑不安等心理因素。

2.身体状况 ①急性严重腹泻时，注意观察患者的生命体征、神志、尿量、皮肤弹性等。慢性腹泻时应注意患者的营养状况，有无消瘦、贫血的体征。②腹部检查。③肛周皮肤：有无因排便频繁及粪便刺激引起的肛周皮肤糜烂。

3.心理一社会状况 慢性腹泻治疗效果不明显时，患者往往对预后感到担忧，结肠镜等检查有一定痛苦，某些腹泻，如肠易激综合征与精神因素有关，故应注意患者心理状况的评估和护理，鼓励患者配合检查和治疗，稳定患者情绪。

（四）护理措施

1.腹泻　与肠道疾病或全身性疾病有关。

2.有体液不足的危险　与大量腹泻引起失水有关。

（五）护理诊断

1.病情观察　包括排便情况、伴随症状等。

2.饮食护理　饮食以少渣、易消化食物为主，避免生冷、多纤维、味道浓烈的刺激性食物。急性腹泻应根据病情和医嘱，给予禁食、流质、半流质或软食。

3.活动与休息　急性起病、全身症状明显的患者应卧床休息，注意腹部保暖。可用热水袋热敷腹部，以减弱肠道运动，减少排便次数，并有利于腹痛等症状的减轻。

4.用药护理　腹泻以病因治疗为主。应用止泻药时注意观察患者排便情况，腹泻得到控制应及时停药。应用解痉镇痛剂（如阿托品）时注意药物不良反成，如口干、视物模糊、心动过速等。

5.肛周皮肤护理　排便频繁时，粪便刺激可损伤肛周皮肤，引起糜烂及感染。排便后应用温水清洗肛周，保持清洁、干燥，涂无菌凡士林或抗生素软膏以保护肛周皮肤，促进损伤处愈合。

6.液体平衡状态的动态观察　急性严重腹泻时丢失大量水分和电解质，可引起脱水及电解质紊乱，严重时导致休克。故应严密监测患者生命体征、神志、尿量的变化；有无口渴、口唇干燥、皮肤弹性下降、尿量减少、神志淡漠等脱水表现；有无肌肉无力、腹胀、肠鸣音减弱、心律失常等低钾血症的表现；监测血生化指标的变化。

7.补充水分和电解质的护理　及时遵医嘱给予液体、电解质、营养物质，以满足患者的生理需要量，补充额外丢失量，恢复和维持血容量。一般可经口服补液，严重腹泻、伴恶心与呕吐、禁食或全身症状显著者经静脉补充水分和电解质。注意输液速度的调节。老年患者尤其应及时补液并注意输液速度，因老年人易因腹泻发生脱水，也易因输液速度过快引起循环衰竭。

五、便秘

便秘是指排便频率减少，3天内排便次数少于1次，伴排便困难并需用力、粪便量减少、粪便干硬，排便后有不尽感，是临床上常见的症状，多长期持续存在。

正常排便需要的条件：①饮食量和所含纤维素适当，有足够的入量水，对肠道产生有效的机械刺激。②胃肠道无梗阻，消化吸收和蠕动正常。③有正常的排便反射，腹肌、膈肌及盆底肌群有足够的力量协助排便动作。任何一个环节发生问题，都有可能引起便秘。

根据罗马Ⅲ的标准，便秘的定义为：①排便困难，硬便，排便频率减少或排便不尽感。②每周完全排便＜3次，每天排便量＜35g。③全胃肠或结肠通过时间延长。随着人们生活方式的改变、精神心理和社会因素的影响，其发病率呈升高趋势，严重影响人们的健康和生活质量。

（一）临床表现

1.排便次数减少，粪质干硬难以排出，常有腹痛、腹胀甚至恶心、呕吐。

2.慢性便秘多为单纯功能性,部分患者可有腹胀、腹痛、食欲缺乏等症状。

3.便秘可引起自身中毒,出现精神不振、食欲减退、恶心、腹胀、失眠等症状。便秘可致患结肠癌的风险加大。因便秘排便屏气使劲,增加腹压可造成心脑血管疾病发作,诱发心绞痛、心肌梗死、脑出血等。

（二）辅助检查

1.检查指征　检查指征:①需明确便秘是否为系统性疾病或者消化道器质性疾病所致。②当治疗无效时,需明确便秘的病理生理过程。

2.一般检查　便秘的常规检查包括粪检和潜血试验。若便秘临床表现提示症状是炎症、肿瘤或其他系统性疾病所致,需要化验血红蛋白、血沉、甲状腺功能、血钙、血糖等有关生化检查。

3.明确肠道器质性病变的检查　钡灌肠检查可显示结肠的宽度、长度,并且发现可导致便秘的严重梗阻性病变。只有当怀疑假性肠梗阻或小肠梗阻时才需要行小肠造影检查。当近期出现排便习惯改变,便中带血或者体重下降、发热等报警症状时,应进行全结肠检查以明确是否存在结肠癌、炎症性肠病、结肠狭窄等器质性病变。

4.特殊的检查方法　便秘患者的特殊检查方法有胃肠传输试验、肛门直肠测压,气囊排出试验、24小时结肠压力监测、排粪造影、会阴神经潜伏期或肌电图检查等。

（三）治疗原则

1.探求便秘的原因,并针对病因来解决便秘。

2.适当调整饮食,增加含纤维素多的食物。凉开水、蜂蜜均有助于便秘的预防和治疗。

3.鼓励患者参加适当的体力劳动或体育锻炼,以增强腹肌、膈肌、肛提肌等的肌力,养成每日定时排便习惯。

4.对症处理　酌情选用容积性泻剂(甲基纤维素每日1.5～5g)、润滑性泻剂(甘油或液状石蜡)、高渗性泻剂(硫酸镁、山梨醇、乳果糖)、刺激性泻剂(番泻叶、大黄苏打片)及胃肠动力药。应注意药物不可滥用和长期使用。

5.肿瘤、梗阻、绞窄所致的便秘应及时请外科处理。

（四）护理评估

1.健康史

（1）评估患者有无年龄因素、全身性疾病、消化系统疾病、滥用泻药等;有无大肠、直肠或肛门阻塞性病变;有无大肠直肠运动异常;有无因药物而致的便秘、内分泌失调或其他慢性疾病引起的功能性便秘;有无因便秘引起口臭、下腹饱胀感、不安、失眠及注意力不集中等症状。

（2）目前排便状况:排便次数、间隔时间、排便难易度、粪便形状、腹部饱胀感、残便感及有无出血等。

（3）影响排便的次数、含水量及性质的因素:年龄、性别、情绪、压力、饮食结构、运动量、药物使用、生活习惯、生活方式及环境因素等。老年人便秘的发病率较高,与老年人食量和体力活动减少,胃肠道功能下降有关,如消化液分泌减少,肠管张力和蠕动减弱以及参与排便的肌张力低下等因素有关;婴儿进食太少时,消化后液体吸收,余渣少,致使排便减少、变稠,奶中糖量不足时肠蠕动减慢,可使粪便干燥;小儿偏食,喜食肉食,少吃或不吃蔬菜,食物中纤维素太少,均易发生便秘。

2. 身体状况

(1)腹部检查:有无腹胀,腹部蠕动是否每分钟少于5次,腹部有无肿块,肿块的位置、硬度及有无压痛。

(2)肛门检查:肛周有无脓肿,有无肛裂及痔。

3. 心理—社会状况　有无生活改变导致的饮食习惯、排便地点的变化;是否存在精神压力。

(五)护理措施

1. 饮食调理　增加膳食纤维的摄入,尤其是粗粮类和鲜豆类。保证充分的水分摄入,多饮水,便秘者每天清晨饮温开水或者淡盐水200~300ml,每日饮水量>1500ml。选择合理、科学的饮食结构,避免不良的饮食习惯,食物选择要粗细搭配,避免食用刺激性食物,适当进食润肠通便的食物,炒菜时可适当多放些食用油。

2. 体育疗法　参加体育运动,增加身体活动,是提高整个机体的紧张度,加强生理排便功能,恢复正常排便反射机制的好方法。

3. 心理指导　有学者指出,对便秘患者进行心理疏导,缓解其焦虑、抑郁、紧张情绪可能有助于便秘的治疗。

4. 用药护理　教育患者杜绝滥用药物,对易引起便秘的药物要合理使用。便秘患者可运用温和缓泻药促进排便。一般缓泻药以睡前服用为佳,以达到次晨排便,但缓泻药不能长期服用,避免肠道失去自行排便的功能,加重便秘。

5. 便秘处理

(1)针灸按摩对治疗便秘可达到理想的效果,按摩分别施术于背部膀胱经巡行部位。针灸脾俞、胃俞、大肠俞等。

(2)粪便嵌顿,患者无法自行排出,护士可戴手套帮助患者从直肠内取出粪石,操作中应随时观察患者病情变化。

六、黄疸

黄疸是高胆红素血症的临床表现,即血中胆红素浓度增高使巩膜、皮肤、黏膜以及其他组织和体液发生黄染的现象。正常血清总胆红素含量为$5\sim17\mu mol/L(0.3\sim1.0mg/dl)$,主要为非结合胆红素。当血中胆红素浓度在$17.1\sim34.2\mu mol/L$,临床不易察觉,无肉眼黄疸时,称隐性或亚临床黄疸。超过$34.2\mu mol/L(2.0mg/dl)$时,出现黄疸。

(一)临床表现

1. 溶血性黄疸　黄疸为轻度,呈浅柠檬色,急性溶血时可有发热、寒战、头痛、呕吐、腰痛,并有不同程度的贫血和血红蛋白尿(尿呈酱油色或茶色),严重者可有急性肾衰竭。慢性溶血多为先天性。除贫血外还有脾大的表现。

2. 肝细胞性黄疸　临床表现为皮肤、黏膜浅黄至深黄色,食欲减退、疲乏,严重者可有出血倾向。

3. 胆汁淤积性黄疸　患者的皮肤呈暗绿色,完全阻塞者颜色更深,甚至呈黄绿色,并有皮肤瘙痒及心动过速的表现,患者尿色深,粪便颜色变浅或呈白陶土色。

(二)辅助检查

1. 溶血性黄疸的实验室检查　溶血性黄疸的血清总胆红素(TB)增高,以非结合胆红素(UCB)为主,结合胆红素(CB)基本正常。尿中尿胆原也增加,但无胆红素。急性溶血时尿中有血红蛋白排出,潜血试验阳性。血液检查除贫血外还有骨髓红细胞系列增生旺盛、网织红细胞增加等。

2. 肝细胞性黄疸的实验室检查　肝细胞性黄疸的血中 CB 与 UCB 均增加,黄疸型肝炎时 CB 增加多高于 UCB。尿中 CB 定性试验阳性,尿胆原可因肝功能障碍而增加。此外,血液检查有不同程度的肝功能损害。

3. 胆汁淤积性黄疸的实验室检查　胆汁淤积性黄疸患者的血清 CB 增加,尿胆红素试验阳性,尿胆原及粪胆素减少或缺如,血清碱性磷酸酶及谷氨酰转肽酶增高。

4. 黄疸实验室检查的区别(表 2—2)

表 2—2　黄疸实验室检查的区别

项目	溶血性	肝细胞性	胆汁淤积性
TB	增加	增加	增加
CB	正常	增加	明显增加
CB/TB	<15%～20%	>30%～40%	>50%～60%
尿胆红素	—	＋	＋＋
尿胆原	增加	轻度增加	减少或消失
ALT、AST	正常	明显增加	可增高
ALP	正常	增高	明显增高
GGT	正常	增高	明显增高
PT	正常	延长	延长
对维生素 K 反应	正常	差	好
胆固醇	正常	轻度增加或降低	明显增加
血浆蛋白	正常	ALB 降低 Glob 升高	正常

5. 黄疸的影像学检查　黄疸的影像学检查包括 CT 及 MRI、超声显像、放射性核素检查和在 X 线下的各种胰胆管造影术,可显示肿瘤、结石以及肝内外胆管有无扩张,对黄疸的鉴别提供极其重要的信息。

(三)治疗原则

1. 护肝疗法　黄疸患者应给予高热量饮食,适当选用护肝药物,注意避免使用损肝药物。阻塞性黄疸时,可因肠道缺乏结合的胆汁酸盐而出现脂溶性维生素 A、D、K 的缺乏,宜注射补充。

2. 对症支持治疗　黄疸患者应针对黄疸的症状进行支持治疗,如镇痛、退热。瘙痒明显者,可试用熊去氧胆酸,每日 4 次,每次 100～150mg。对 Gilbert 综合征、Crigler—Najjar 综合征Ⅱ型,应用肝细胞葡萄糖醛基转移酶的诱导剂苯巴比妥,可降低血清非结合胆红素。

（四）护理评估及护理措施

1. 评估患者健康史 询问既往有无肝炎、肝硬化、胆石症、胆管蛔虫病、胆囊炎、胆管手术及溶血性疾病史等;有无肝炎患者接触史;有无输血史;有无长期用药或饮酒史;黄疸的发生与饮食有无关系等。

2. 询问有无伴随症状 如伴发热、乏力、恶心、呕吐、食欲下降等多为病毒性肝炎;伴有寒战、高热、头痛、呕吐、腰背四肢疼痛多为急性溶血;伴有右上腹痛、寒战、高热多为化脓性梗阻性胆管炎;伴有上消化道出血、腹腔积液可见于肝硬化;伴有肝区疼痛,肝大且质地坚硬表面不平者多见于肝癌。

3. 注意表现及症状 注意有无鼻出血、牙龈出血、皮下出血等表现;有无腹胀、腹泻等消化道症状;有无皮肤瘙痒引起的皮肤破损;溶血性黄疸有无少尿等肾功能变化;肝硬化、肝癌患者有无性格行为异常、扑翼样震颤等肝性脑病的改变等。

4. 真性黄疸与假性黄疸的鉴别 观察皮肤、黏膜和巩膜有无黄染以及黄染的程度和范围,确定真性黄疸。真性黄疸应与假性黄疸相鉴别,当进食过多的胡萝卜、南瓜、橘子等可致血中胡萝卜素增加而引起皮肤黄染,但一般以手掌、足底、前额及鼻部等处明显,而巩膜和口腔黏膜无黄染;长期服用米帕林(阿的平)、呋喃类等含黄色素的药物也可引起皮肤黄染,严重时可出现巩膜黄染,但其特点是近角膜缘处巩膜黄染最明显。

5. 实验室检查 注意观察尿、粪颜色及皮肤的色泽,是否伴有瘙痒等。一般皮肤、黏膜黄染的程度与血胆红素的升高成正比,当黄疸的颜色较深,呈暗黄色,伴皮肤瘙痒,为胆汁淤积性黄疸的特征。当黄疸的颜色变浅,瘙痒减轻,则示梗阻减轻。急性溶血性黄疸时尿呈酱油色;肝细胞性和胆汁淤积性黄疸时尿色加深如浓茶样。胆汁淤积性黄疸时粪便颜色变浅或呈白陶土样。

6. 促进皮肤舒适,保持皮肤完整性

(1)沐浴时使用中性无刺激性香皂及温水清洗,沐浴后涂抹润滑液,保持皮肤湿润。

(2)修剪指甲并磨平,必要时可戴棉布手套。

(3)建议患者穿棉质、柔软舒适的衣物,室内保持凉爽的温度(25～26℃)。

(4)保持床单位的平整、清洁。

7. 减轻患者焦虑,增加患者维护自我形象

(1)与患者及家属说明黄疸形成的原因,告知随着疾病逐渐康复,肤色也会逐渐恢复。以关心、接纳、温暖的态度去照顾患者,倾听患者的主诉。

(2)分散患者的注意力,如与人交谈、听音乐、看书报等。

(3)教导美化外表的方法。

8. 并发症护理

(1)急性肾衰竭、休克、肝性脑病征兆者,绝对卧床,专人守护。

(2)监测生命体征,注意有无性格、行为的改变以及扑翼样震颤等肝性脑病前兆症状。

(3)给予低蛋白质饮食;如不能进食者可鼻饲流质食物。

(4)配合医师尽快消除诱因,如控制胃肠道出血、控制感染,停用利尿药,纠正水、电解质、

酸碱失衡等。

七、高热

高热是指体温＞39℃;体温＞41℃称过高热;高热超过1～2周,尚未查明原因者称不明热。热型分为稽留热、弛张热、间歇热和不规则热等。

（一）临床表现

高热时人体各系统产生一系列相应变化,如新陈代谢加强,呼吸、心跳次数增加,特别是神经系统兴奋性增高,严重时可出现烦躁、谵忘、幻觉、全身抽搐等,甚至昏迷。

（二）护理评估

评估患者的体温、脉搏、呼吸、血压和伴随症状。观察皮肤有无皮疹、出血点、麻疹、淤斑、黄染,注意皮肤的温度、湿度及弹性等。评估患者意识状态及体液平衡状况。

（三）护理措施

1. 一般护理措施

（1）绝对卧床休息,对于躁动、幻觉的患者,护士应床旁护理或允许亲人陪护,防止发生意外,同时加用护挡,必要时用约束带,以防碰伤或坠床。

（2）严密观察病情变化,体温高于39℃者,应给予物理降温,如冷敷、温水擦浴、冷生理盐水灌肠等,以降低代谢率,减少耗氧量。

（3）加强营养支持,给予高热量、高蛋白、高维生素、易消化的流质或半流质饮食,保证每日摄水量达2500～3000ml。

（4）成用冰袋物理降温的患者要经常更换冷敷部位,避免局部冻伤。

（5）加强口腔护理,每日2～3次,饮食前后漱口,口唇干裂者可涂液状石蜡。

（6）做好心理指导:对高热患者应尽量满足其合理需求,保持病室安静,减少探视,室内空气清新,定时开窗通风,保持患者心情愉快。

（7）可疑传染病者在确诊前,应做好床边隔离,预防交叉感染。

2. 病情观察

（1）发热伴寒战,可能是肺炎、急性胆囊炎、急性肾盂肾炎、流行性脑脊髓膜炎或败血症等。

（2）发热伴咳嗽、咳痰、胸痛、气喘等,可能是肺炎、胸膜炎、肺结核或肺脓肿。

（3）发热伴头痛、呕吐,可能是上呼吸道感染、流行性脑脊髓膜炎、流行性乙型脑炎等。

（4）发热伴上腹痛、恶心、呕吐,可能是急性胃炎、急性胆囊炎等。

（5）发热伴下腹痛、腹泻、里急后重、脓血便等,可能是细菌性痢疾。

（6）发热伴右上腹痛、厌食或黄疸等可能是病毒性肝炎或胆囊炎。

（7）发热伴关节肿痛,可能是风湿热或败血症等。

（8）发热伴腰痛、尿急、尿刺痛,可能是尿路感染、肾结核等。

（9）发热伴有局部红肿、压痛,可能是脓肿、软组织感染等。

（10）间歇性发热伴寒战、畏寒、大汗等,可能是疟疾或伤寒等病。

（11）发热伴皮下出血及黏膜出血，可能是流行性出血热、重症病毒性肝炎、败血症或急性白血病等。

第三节　胃炎的护理

胃炎（gastritis），是指各种致病因子引起的胃黏膜炎性病变，常伴有上皮损伤和细胞再生。按临床发病急缓及病程长短分为急性胃炎和慢性胃炎两大类。

急性胃炎（acute gastritis），是指由多种病因引起的急性胃黏膜炎症。临床上急性发病，常表现为上腹部症状。急性胃炎主要包括：幽门螺杆菌（Hp）感染引起的急性胃炎；Hp之外的病原体及毒素对胃黏膜损害引起的急性胃炎；急性糜烂出血性胃炎主要病损是糜烂和出血，因这类炎症多由药物、急性应激造成，故也称急性胃黏膜损害。

慢性胃炎（chronic gastritis），是指各种原因所引起的胃黏膜慢性炎症性病变。慢性胃炎是最常见的胃部疾患之一。男性稍多于女性。任何年龄均可发病，但随年龄增长发病率逐渐增高。慢性胃炎的分类方法很多，胃镜下将慢性胃炎分为慢性非萎缩性胃炎（即旧称的慢性浅表性胃炎）及慢性萎缩性胃炎两大基本类型。①慢性非萎缩性胃炎：内镜下可见黏膜红斑，黏膜出血点或斑块，黏膜粗糙伴或不伴水肿，以及充血渗出等基本表现。②慢性萎缩性胃炎：内镜下可见黏膜红白相间，白相为主，皱襞变平甚至消失，部分黏膜血管显露；可伴有黏膜颗粒或结节状等表现。根据病变分布，内镜下慢性胃炎可分为：①胃窦炎（B型胃炎），最常见，绝大多数（90％）由Hp感染引起，少数与胆汁反流、非类固醇抗炎药、吸烟及嗜酒等因素有关。②胃体炎（A型胃炎）：少见，病变主要累及胃体和胃底，主要由自身免疫反应引起。③全胃炎：可由Hp感染扩展而来。

一、护理评估

（一）急性胃炎

1.病因　病因多样，包括药物、急性应激、乙醇、缺血、感染、十二指肠液反流等。

（1）理化因素：药物，以非类固醇抗炎药（NSAID）最常见，其他如肾上腺糖皮质激素、某些抗生素及抗癌药物；乙醇破坏黏膜屏障，引起上皮细胞损害、黏膜内出血和水肿；胆汁反流、胆盐、磷脂酶A、胰酶破坏胃黏膜，产生多发性糜烂；物理因素如辛辣及粗糙食物对胃黏膜造成机械性损伤。

（2）急性应激：可由严重的脏器疾病、大手术、大面积烧伤、休克、颅脑外伤、颅内疾病、精神心身因素等引起。

（3）急性感染及病原体毒素：细菌常见有葡萄球菌、α—链球菌、大肠杆菌、嗜盐杆菌等，近年来幽门螺杆菌感染引起人们重视；病毒，如流感病毒和肠道病毒等；细菌毒素以金黄色葡萄球菌毒素常见。

（4）血管闭塞所致，常见于老年的动脉硬化患者及腹腔动脉栓塞治疗后等。

2.临床表现

（1）健康史：询问患者有无进食不洁食物史，有无服用非类固醇抗炎药刺激胃黏膜药物、饮酒、应激病史,起病前有无精神刺激及服毒史,有无严重脏器疾病如大手术、大面积烧伤、休克等病史。

(2)症状:多数急性起病,症状轻重不一。轻者多无明显症状,少数患者表现为上腹部不适、疼痛、厌食、恶心、呕吐等,伴有肠炎者可有腹泻,呈水样便。病程自限,数天内症状消失。如为急性胃黏膜病变,可表现为上消化道出血,出血常为间歇性,但也可发生大量出血,表现为呕血和(或)黑便。

(3)体征:可有上腹部或脐周压痛,肠鸣音亢进。

3.并发症　病情严重,可合并脱水、酸中毒、休克及消化道出血,必须积极处理。

4.辅助检查

(1)粪便检查:大便隐血试验阳性或阴性。

(2)胃镜检查:强调在出血后 24～48h 内进行,镜下见多发性糜烂、出血灶和黏膜水肿为特征的急性胃黏膜损害。

5.心理、社会状况　急性胃炎是一种常见的急症,患者及家属易产生紧张与恐惧心理。

(二)慢性胃炎

1.病因　慢性胃炎的病因尚未完全阐明,主要病因有以下几方面:①幽门螺杆菌(Hp)感染。目前认为 Hp 感染是慢性胃炎最主要的病因。②自身免疫:壁细胞损伤后能作为自身抗原刺激机体的免疫系统而产生相应的壁细胞抗体和内因子抗体。③物理及化学因素:长期饮浓茶、酒、咖啡,食用过热、过冷、过于粗糙的食物,服用非类固醇抗炎药,各种原因引起的十二指肠液反流等均可损伤胃黏膜。④其他因素:有人认为慢性萎缩性胃炎可能与胃黏膜退行性变有关。此外,某些疾病如心力衰竭、肝硬化门静脉高压、尿毒症以及营养不良等也使胃黏膜易于受损。在慢性胃炎的发展过程中,胃腺细胞可发生肠上皮组织转化,或假性幽门腺组织转化和增生,增生的上皮和化生的上皮可发生发育异常,形成不典型增生,中度以上的不典型增生被认为是癌前病变。

2.临床表现

(1)健康史:询问患者是否长期饮浓茶、酒、咖啡,食用过热、过冷、过于粗糙的食物,服用非类固醇抗炎药;有无心力衰竭、肝硬化门静脉高压、尿毒症等病史;家庭成员中有无慢性胃炎或消化性溃疡病史。

(2)症状:慢性胃炎患者病程迁延,大多无症状。部分患者症状很轻,表现为消化不良的症状,如上腹部不适,无规律性腹痛、反酸、嗳气、恶心、呕吐等非特异性表现。少数病例出现较重的症状:疼痛、厌食、消瘦,酷似胃癌的表现。自身免疫性胃炎可有明显厌食、消瘦,伴有贫血、舌炎等。

(3)体征:慢性胃炎体征不多,有时可有上腹部压痛。

3.辅助检查

(1)胃镜及活组织检查:胃镜检查是最可靠的确诊方法。活组织检查可进行病理诊断,同时可检测幽门螺杆菌。

(2)幽门螺杆菌(Hp)检测:可通过培养、涂片、尿素酶测定等方法检测出 Hp。

(3)血清学检查:血清促胃液素水平可降低或正常,可存在抗壁细胞抗体,但滴度低。直身免疫性胃炎血清促胃液素水平常明显升高,血中可测得抗壁细胞抗体和抗内因子抗体。

(4)胃液分析:自身免疫性胃炎有胃酸缺乏。

4.心理、社会状况　慢性胃炎患者常常是因病致郁、因郁致病。病情反复而产生紧张、焦虑心理,而精神障碍因素或应激状况可引起和诱发慢性胃炎的症状。也有研究表明,慢性胃炎患者的人格存在一定的矛盾性,一方面表现为顺从、依赖、随和的心理倾向,另一方面又易情绪激动,在行为上有苟且敷衍、保守的人格倾向。

5.诊断要点

(1)急性胃炎:根据病史,起病急,有上腹部疼痛、不适、恶心、呕吐、食欲不振等消化不良症状,一般可作出急性胃炎诊断。如有酗酒、严重创伤等病史,突发上消化道出血,呈间歇性,可在48h内做胃镜检查,以明确出血病因,有利于急性出血性胃炎的诊断。

(2)慢性胃炎:临床上有反复上腹部胀痛及消化不良表现,病程迁延,确诊有赖于胃镜及胃黏膜活组织检查。

二、护理诊断和合作性问题

1.疼痛:上腹部痛　与胃黏膜的炎性病变有关。

2.营养失调(低于机体需要量)　与胃黏膜的炎性病变所致的食物摄入、吸收障碍有关。

3.焦虑　与呕血、黑便及与病程迁延不愈有关。

4.知识缺乏　缺乏急、慢性胃炎的病因及病情进展知识,缺乏急、慢性胃炎的自我护理知识。

三、护理措施

(一)一般护理

1.休息与活动　急性胃炎及慢性胃炎的急性发作期,应卧床休息;慢性胃炎恢复期,患者生活要有规律,避免过度劳累,注意劳逸结合。

2.饮食护理　急性发作期可暂时禁食1～2餐或予以清淡流质食物,多饮水。制订饮食计划,向患者说明摄取足够营养的重要性,指导患者及家属改进烹饪技巧,变换食物的色、香、味,刺激患者食欲。胃酸低者食物应完全煮熟后食用,以利于消化吸收,并给刺激胃酸分泌的食物,如肉汤、鸡汤等;高胃酸者应避免进酸性、多脂肪食物。鼓励患者少量多餐,饮食宜少渣、温热、高热量、高蛋白、高维生素、易消化的饮食,避免过冷、过热、辛辣等刺激性食物及浓茶、咖啡等饮料;嗜酒者应戒酒,防止乙醇损伤胃黏膜。少量出血者可给米汤等流食中和胃酸。剧烈呕吐、急性大出血者禁食。

3.心理护理　患者因出现呕血、黑便或症状反复发作而产生紧张、焦虑、恐惧心理。护理人员应向其耐心说明原因,给予解释和安慰。应告知患者,通过有效的自我护理和保健,可减少本病的复发次数。

4.做好基础护理　鼓励患者晨起、睡前、进食前后刷牙或漱口,保持口腔清洁舒适,促进食欲。

（二）病情观察

观察疼痛的部位、程度；评估营养状况；观察并记录患者每日进餐次数、量、品种，以了解其摄入营养能否满足机体需要；定期测量体重，监测有关营养指标的变化，如血红蛋白浓度、血清蛋白等，并及时将营养状况的改善转告患者，以增强患者的信心。

（三）治疗配合

1.急性胃炎　本病为自限性的病理过程，一般预后良好。治疗应注意去除病因，对处于急性应激状态的上述严重原发病患者应预防性使用抑酸药。腹痛剧烈给予局部热敷或解痉剂。频繁呕吐等引起脱水和电解质紊乱者，应予静脉补液，纠正水、电解质紊乱。伴肠炎者可加用抗生素。

护理要点：指导患者正确服用药物，注意观察药物的疗效及不良反应。疼痛时遵医嘱给予物理或药物止痛，如针灸和热敷，以减轻腹痛。若有出血，按上消化道出血护理。严重呕吐者记录出入量，并及时纠正水、电解质紊乱。

2.慢性胃炎

（1）根除 Hp 感染：对幽门螺杆菌感染引起的慢性胃炎，尤其有活动性者应给予灭菌治疗。迄今为止，尚无单一药物能有效根除 Hp 感染，需联合用药。常用的有铋剂加两种抗生素或质子泵抑制剂（PPI）加两种抗生素组成的三联疗法，如枸橼酸铋钾（CBS，每次 240mg，每日 1 次）或奥美拉唑（20mg，每日 2 次），与阿莫西林（每次 500～1000mg，每日 2 次）及甲硝唑（每次 200mg，每日 4 次）三药联用，1～2 周为一疗程。抗菌药物还有克拉霉素（甲红霉素）、呋喃唑酮等。近年来 Hp 耐药率升高，将传统的三联疗法改为四联疗法，即铋剂、质子泵抑制剂加两种抗生素。

护理要点：遵医嘱给予患者根除 Hp 感染治疗，注意观察药物的疗效及不良反应。①胶体铋剂：枸橼酸铋钾（CBS）为常用制剂，因其在酸性环境中方起作用，故宜在餐前 1/2h 服用。服 CBS 过程中可使齿、舌变黑，可用吸管直接吸入。部分患者服药后出现便秘和大便呈黑色，停药后自行消失。少数患者有恶心、一过性的血清转氨酶升高等，极少出现急性肾衰竭。②质子泵抑制剂：质子泵抑制剂的不良反应较小。如奥美拉唑，仅约有 1% 患者出现头痛、腹泻、便秘、腹痛、恶心、呕吐和胃肠胀气反应，极少发生红斑、丘疹、瘙痒、眩晕、肢端麻木、嗜睡、失眠和疲倦反应。③抗菌药物：阿莫西林服用前应询问患者有无青霉素过敏史，应用过程中注意有无迟发性变态反应，如皮疹。甲硝唑可引起恶心、呕吐等胃肠道反应，嘱饭后 1/2h 服用，必要时可遵医嘱用甲氧氯普胺、维生素 B_{12} 等拮抗。

（2）根据病因给予相应治疗：有胆汁反流者，可用氢氧化铝凝胶来吸附，或予以硫糖铝。因非类固醇抗炎药引起的，应立即停服，并用米索前列醇、PPI 减轻胃黏膜损害。

护理要点：指导患者正确服用药物，硫糖铝在餐前 1h 与睡前服用效果最好，氢氧化铝凝胶应在饭后 1h 和睡前服用。

（3）对症治疗：有胃动力学改变者，可服用多潘立酮、莫沙必利、伊托必利等促进胃动力剂；A 型胃炎无特殊治疗；恶性贫血者，可注射维生素 B_{12} 加以纠正；对于胃黏膜肠化和不典型增生者，给予 β 胡萝卜素、维生素 C、维生素 E 和叶酸等抗氧化维生素，以及锌、硒等微量元素或有助于其逆转。有烟酒嗜好者，应嘱戒除。

护理要点：疼痛时遵医嘱给予物理或药物止痛，如针灸和热敷，以减轻腹痛。促进胃动力药物应在饭前服用，不宜与阿托品等解痉剂合用；若有出血，按上消化道出血护理。严重呕吐者记录出入量，并及时纠正水、电解质紊乱。

（四）健康教育

1. 知识宣教　向患者及家属讲解有关病因，并指导患者避免诱发因素。如生活要有规律，劳逸结合；加强饮食卫生和营养，养成有规律的饮食习惯；避免使用对胃黏膜有刺激的药物；戒除烟酒等。

2. 生活指导　指导患者按时服用抗菌药物及胃黏膜保护剂等，并向患者介绍药物的不良反应，如有异常及时复诊，定期门诊复查。

第四节　消化性溃疡的护理

消化性溃疡（peptic ulcer，PU），主要指发生于胃和十二指肠黏膜的慢性溃疡，即胃溃疡（gastric ulcer，GU）和十二指肠溃疡（duodenalulcer，DU），因溃疡的形成与胃酸和胃蛋白酶的消化有关而得名，溃疡的黏膜缺损超过黏膜肌层。临床上 DU 较 GU 多见，两者之比约为 3：1。DU 好发于青壮年，GU 的发病年龄一般较 DU 约迟 10 年。秋冬和冬春之交是消化性溃疡的好发季节。

一、护理评估

1. 病因　尚未完全阐明。

（1）幽门螺杆菌（Hp）感染：这是消化性溃疡的主要病因。

（2）药物：非类固醇抗炎药物，如阿司匹林、布洛芬、吲哚美辛等，除具有直接损伤胃黏膜的作用外，还能抑制前列腺素和依前列醇的合成，从而损伤黏膜的保护作用。此外，肾上腺皮质激素也与溃疡形成和再活动有关。

（3）胃酸和胃蛋白酶：胃酸和胃蛋白酶的自身消化作用是溃疡形成的基本因素。尤其胃酸的存在是溃疡发生的决定因素。DU 患者壁细胞总数明显增多，胃酸分泌过多在 DU 的发病机制中起主要作用。而 GU 患者的胃酸排泌量则多属正常甚至低于正常。

（4）胃排空延缓和胆汁反流：GU 患者多有胃排空延缓和十二指肠－胃反流。幽门括约肌功能障碍时，可引起十二指肠－胃反流，反流液中的胆汁、胰液和卵磷脂等可损伤胃黏膜。

（5）遗传因素：消化性溃疡与遗传因素有关，孪生儿观察表明，单卵双胎同胞发生溃疡的一致性高于双卵双胎。GU 患者的家族中，GU 的发病率较正常人高 3 倍。O 型血者 DU 的发病率较其他血型高 1.4 倍。

（6）应激与心理因素：紧张、忧伤、焦虑、强烈的精神刺激，可影响胃酸分泌、胃肠运动、黏膜血流调控而引起溃疡。

（7）其他因素：吸烟者及高盐饮食者消化性溃疡的发生率高。

消化性溃疡大多是单发，呈圆形或椭圆形。DU 多发生在球部前壁，GU 多在胃角和胃窦小弯。溃疡浅者累及黏膜肌层，深者则可贯穿肌层，甚至浆膜层，穿破浆膜层时可致穿孔，血管破溃可引起出血。

2.临床表现

(1)健康史:询问患者有无不良生活习惯,是否饮食无规律,暴饮暴食,长期食用过热、过冷、过于粗糙的食物及烟酒嗜好等;是否长期用非类固醇抗炎药物,如阿司匹林、布洛芬、吲哚美辛等;有无长期精神紧张;家属中有无类似疾病史等。

(2)症状:消化性溃疡症状轻重程度不一,少数患者可无症状,或以出血、穿孔等并发症作为首发症状,但多数患者表现为腹痛。临床特点:①慢性过程。病程平均6~7年,长者可达30年以上。②周期性发作:发作多在初秋至次年早春,精神紧张、过度疲劳、饮食不调或服用与消化性溃疡发病有关的药物常可诱发,发作一般为数日至数周,也可长达数月。③节律性疼痛:腹痛可为钝痛、灼痛、胀痛甚至剧痛,或呈不适感。胃溃疡疼痛多位于上腹部,剑突下正中或偏左;十二指肠溃疡疼痛则位于上腹部正中或偏右。多数患者疼痛有典型的节律,与进食有关:GU的疼痛多在餐后1/2~1h出现,至下次餐前自行消失,即GU的疼痛为进餐-疼痛-缓解;DU的疼痛常在餐后3~4h开始出现,如不服药,则持续至下次进餐后才缓解,即DU的疼痛为疼痛-进餐-缓解,故又称饥饿痛,约半数患者于午夜出现疼痛,称夜间痛。部分患者无上述典型疼痛,而仅表现为无规律性的上腹部隐痛不适,也可因并发症的出现而发生疼痛性质及节律的改变。腹痛可经服制酸剂、休息、用手按压腹部或呕吐而减轻。消化性溃疡除上腹部疼痛外,尚可有反酸、嗳气、恶心、呕吐、食欲减退等消化不良症状,也可有失眠、多汗、脉缓等自主神经功能失调表现及全身性症状如消瘦、贫血等。

(3)体征:溃疡活动期可有上腹部稳定而局限的压痛点,缓解期则无明显体征。

(4)特殊类型的消化性溃疡:①无症状性溃疡,多因其他疾病做胃镜或X线钡餐检查时偶然发现;或当发生出血、穿孔等并发症时被发现。②老年人消化性溃疡:胃巨大溃疡多见,临床表现多不典型。③复合性溃疡:指胃与十二指肠同时存在溃疡。④幽门管溃疡:较为少见,易出现幽门梗阻、穿孔、出血等并发症。⑤球后溃疡:指发生于十二指肠球部以下的溃疡。球后溃疡的夜间痛和背部放射性疼痛更为多见,并发大量出血者亦多见,药物治疗效果差。

3.并发症

(1)出血:是消化性溃疡最常见的并发症。DU比GU容易发生。常因服用NSAID而诱发。部分患者以大出血为首发症状。出血引起的临床表现取决于出血的速度和量。轻者表现为黑便、呕血,重者出现周围循环衰竭,甚至低血容量性休克,应积极抢救。

(2)穿孔:既往有溃疡病史,穿孔前数日溃疡病症状加剧。情绪波动、过度疲劳、刺激性饮食或服用皮质激素药物等常为诱发因素。穿孔多在夜间空腹或饱食后突然发生,表现为骤起上腹部刀割样剧痛,迅速波及全腹,患者疼痛难忍,可有面色苍白、出冷汗、脉搏细速、血压下降等表现。常伴恶心、呕吐。查体患者表情痛苦,仰卧屈膝位,腹式呼吸减弱或消失;全腹压痛、反跳痛,腹肌紧张呈"板样"强直,尤以右上腹最明显。叩诊肝浊音界缩小或消失,可有移动性浊音;听诊肠鸣音消失或明显减弱。站立位X线检查可见膈下新月状游离气体影。腹腔穿刺可抽出黄色浑浊液体。

(3)幽门梗阻:大多由DU或幽门管溃疡引起。急性梗阻多因炎症水肿和幽门部痉挛所致,梗阻为暂时性,随炎症好转而缓解;慢性梗阻主要由于溃疡愈合后瘢痕收缩而呈持久性。

患者可感上腹部饱胀不适,疼痛于餐后加重,且有反复大量呕吐,呕吐物呈酸腐味的宿食,大量呕吐后疼痛可暂时缓解。严重频繁呕吐可致失水和低氯低钾性碱中毒,常继发营养不良。上腹部饱胀和逆蠕动的胃型,以及空腹时检查胃内有震水音,是幽门梗阻的特征性表现。

(4)癌变:少数 GU 可发生癌变,癌变率在 1‰ 以下。对长期 GU 病史,年龄在 45 岁以上,经严格内科治疗 4~6 周症状无好转,大便隐血试验持续阳性者,应怀疑是否癌变,需进一步检查和定期随访。

4.辅助检查

(1)胃镜检查和黏膜活检:纤维胃镜和电子胃镜已广泛应用于临床,已成为诊断消化性溃疡的首选检查。可直接观察溃疡部位、病变大小、性质,并可在直视下取活组织做病理检查和 Hp 检测。其诊断的准确性高于 X 线钡餐检查。

(2)X 线检查:溃疡的 X 线钡餐检查直接征象是龛影,对溃疡诊断有确诊价值,但上消化道出血 1 周内不做此检查。立位腹部平片见膈下游离气体对穿孔具有诊断意义。

(3)幽门螺杆菌检测:Hp 感染的检测方法主要包括快速尿素酶试验、组织学检查、$^{13}C-$ 或 $^{14}C-$ 尿素呼气试验和血清学实验等。其中,$^{13}C-$ 或 $^{14}C-$ 尿素呼气试验检测 Hp 感染的敏感性和特异性均较高,常作为根除治疗后复查的首选方法。

(4)胃液分析:GU 患者的胃酸分泌正常或低于正常,DU 患者则胃酸增多,故胃液分析对消化性溃疡的诊断仅作参考。

(5)大便隐血试验:隐血试验阳性提示溃疡有出血,如 GU 患者持续阳性,应怀疑癌变的可能。

5.心理、社会状况 消化性溃疡患者多具有不同程度的神经质方面的特征,他们往往表现有孤僻、好静、悲观,遇事过分思虑,情绪易波动、易怒而又压抑。溃疡病患者缺乏社会有关方面的同情。在种种环境中,溃疡病患者具有明显的孤独感、陌生感、社会同情来源少、自信心不足、自我强化等弱点。

6.诊断要点 根据本病具有慢性病程,周期性发作和节律性中上腹部疼痛等特点,可作出初步诊断。但确诊需要依靠胃镜和 X 线钡餐检查。

二、护理诊断和合作性问题

1.疼痛:腹痛 与胃酸刺激溃疡面,引起化学性炎症反应有关。

2.焦虑 与疾病反复发作,病程迁延有关。

3.营养失调(低于机体需要量) 与疼痛致摄入量减少及消化吸收障碍有关。

4.知识缺乏 缺乏有关消化性溃疡病因及预防治疗知识。

5.潜在并发症 上消化道出血、穿孔、幽门梗阻、癌变。

三、护理措施

1.一般护理

(1)休息与活动:生活规律,工作劳逸结合,避免过劳。

(2)饮食护理:指导患者建立合理的饮食习惯和结构,可有效避免疼痛的发作。①进餐方式:患者应定时进食,以维持正常消化活动的节律。在溃疡活动期,宜少食多餐,每天进餐4～5次,避免餐间零食和睡前进食,使胃酸分泌有规律。饮食不宜过饱。进餐时注意细嚼慢咽,咀嚼可增加唾液分泌,具有稀释和中和胃酸的作用。②食物选择:选择营养丰富、易于消化的食物。症状较重的患者应以面食为主。不习惯于面食者则以软米饭或米粥代替。避免食用刺激性强的食物如生、冷、硬、粗纤维多的蔬菜、水果等及浓肉汤、咖啡、浓茶和辣椒、酸醋等调味品。

(3)心理护理:消除患者不安情绪,在语言和态度上对患者表示关心和安慰。

2.病情观察 了解患者的疼痛的规律和特点;有无出血、穿孔、幽门梗阻、癌变等并发症。

3.治疗配合 治疗的目的在于消除病因,控制症状,愈合溃疡,防止复发和避免并发症。

(1)根除Hp治疗:对于Hp阳性的消化性溃疡患者,应首先给予根除Hp治疗。见慢性胃炎。

(2)降低胃酸的药物治疗:包括抗酸药和抑制胃酸分泌药两类。前者如碱性抗酸药氢氧化铝、氢氧化镁及其复方制剂等。但长期大量应用时,不良反应较大,很少单一应用抗酸药来治疗溃疡。目前临床上常用的抑制胃酸分泌药有H_2受体拮抗剂(H_2RA)和质子泵抑制剂(PPI)两大类。①H_2RA:主要通过阻止组胺与H_2受体结合,使壁细胞分泌胃酸减少。常用药物有西咪替丁800mg/d,雷尼替丁300mg/d,法莫替丁40mg/d,三者一日量可分2次口服或睡前顿服,服药后基础胃酸分泌特别是夜间胃酸分泌明显减少。②使壁细胞分泌胃酸的关键酶即H^+-K^+-ATP酶失去活性,其抑制胃酸分泌作用较H_2RA更强,作用更持久。常用奥美拉唑20mg、兰索拉唑30mg和泮托拉唑40mg,每天1～2次口服。

护理要点:遵医嘱给患者进行药物治疗,并注意观察药效及不良反应。①抗酸药:如氢氧化铝凝胶,应在饭后1h和睡前服用。服用片剂时应嚼服,乳剂给药前应充分摇匀。抗酸药应避免与奶制品同时服用。酸性食物及饮料不宜与抗酸药同服。服用镁制剂则易引起腹泻。②H_2受体拮抗剂:应在餐中或餐后立刻服用,也可把一日剂量在睡前服用。如需同时服用抗酸药,则两药应间隔1h以上。如静脉给药时应注意控制速度。少数患者还可出现一过性肝功能损害和粒细胞缺乏,可出现头痛、头晕、疲倦、腹泻及皮疹等反应,如出现上述反应,应及时协助医生进行处理。药物可从母乳排出,哺乳期应停止用药。③PPI:如奥美拉唑,可引起头晕,应嘱患者用药期间避免开车或做其他必须高度集中注意力的工作。

(3)保护胃黏膜治疗:常用的胃黏膜保护剂包括硫糖铝和枸橼酸铋钾(CBS)。硫糖铝和CBS能黏附在溃疡面上形成一层保护膜,从而阻止胃酸和胃蛋白酶侵袭溃疡面。硫糖铝常用剂量是1.0g,一日3次;CBS 480mg/d,疗程为4周。枸橼酸铋钾:合剂,1次5mL 3倍量温开水稀释后服用,1d 3次,6周为一疗程;颗粒剂,1次1包,1d 3～4次,化水冲服,饭前1/2h和睡前服用;片剂,2片,1d 2次或1片,1d 4次。此外,前列腺素类药物如米索前列醇亦具有增加胃黏膜防御能力的作用。

护理要点:遵医嘱给患者进行药物治疗,并注意观察药效及不良反应。硫糖铝片宜在进餐前1h服用,可有便秘、口干、皮疹、眩晕、嗜睡等不良反应,因其含糖量较高,糖尿病患者应慎用,不能与多酶片同服,以免降低两者的效价。枸橼酸铋钾服药期内口中可能带有氨味,并可使舌、粪染成黑色;也有报道出现恶心等消化道症状,但停药后即消失;牛奶和抗酸剂可干扰其作用,不宜同时进服;严重肾病者禁用;服药期间不得服用其他含铋制剂;服药前后1/2h须禁食。

(4)外科手术治疗:对于大量出血经内科紧急处理无效、急性穿孔、瘢痕性幽门梗阻、内科治疗无效的顽固性溃疡以及胃溃疡疑有癌变者,可行手术治疗。

4.疼痛的护理 疼痛的护理主要包括如下内容:①帮助患者认识和去除病因。向患者解释疼痛的原因,指导和帮助患者减少或去除加重和诱发疼痛的因素:对服用非类固醇抗炎药者,应停药;避免暴饮暴食和食用刺激性饮食,以免加重对胃肠黏膜的损伤;对嗜烟酒者,劝其戒除。②仔细观察、了解患者疼痛的规律和特点,并按其特点指导缓解疼痛的方法。如DU表现为空腹痛或夜间痛,患者可准备抗酸性食物(苏打饼干等)在疼痛前进食,或服用抗酸剂以防疼痛。也可采用局部热敷或针灸止痛等。在症状较重时,嘱患者卧床休息,可使疼痛等症状缓解。病情许可的患者则可鼓励适当活动,以分散注意力。

5.并发症护理 上消化道出血护理见本章第二节《消化系统疾病常见症状和体征的护理》。

四、健康教育

1.向患者及家属讲解引起和加重溃疡病的相关因素。指导患者建立合理的饮食习惯和结构,戒除烟酒,避免摄入刺激性食物。

2.指导患者保持乐观情绪,规律的生活,避免过度紧张与劳累。

3.指导患者遵医嘱正确服药,学会观察药效及不良反应,不随便停药,以减少复发。嘱患者慎用或勿用致溃疡药物,如阿司匹林、咖啡因、泼尼松等。

4.嘱患者定期复诊,若上腹部疼痛节律发生变化并加剧,或者出现呕血、黑便时,应立即就医。

第五节 胃癌的护理

胃癌(gastric cancer),是我国最常见的恶性肿瘤之一,居消化道肿瘤死亡原因的首位。其发病率在不同年龄间,各国家地区和种族间有较大差异。一般而言,有色人种比白种人易患本病。日本、智利、俄罗斯和冰岛为高发区,而北美、西欧、澳大利亚和新西兰发病率较低。我国的发病率亦较高,尤以西北地区发病率最高,中南和西南地区则较低。本病男性居多,男女之比为(2～3):1,高发年龄为40～60岁。

一、护理评估

1.病因 胃癌的病因迄今尚未完全阐明,一般认为其产生与以下因素有关。

(1)饮食与环境因素:不同国家和地区发病率的明显差异,说明本病与环境因素有关。流行病学研究结果表明,长期食用霉变粮食、咸菜、烟熏和腌制鱼肉以及高盐食物,可增加胃癌发生的危险性。

(2)幽门螺杆菌感染:大量流行病学资料提示Hp是胃癌发病的危险因素,已在实验室中成功地用 Hp 直接诱发鼠发生胃癌。

（3）遗传因素：胃癌发病具有家族聚集倾向。

（4）癌前变化：分为癌前疾病（即癌前状态）和癌前病变。前者是指与胃癌相关的胃良性疾病，有发生胃癌的危险性；后者是指较易转变为癌组织的病理学变化，主要指异型增生。如肠上皮组织转化、慢性萎缩性胃炎及异型增生、腺瘤型胃息肉，特别是直径＞2cm 者、残胃炎、恶性贫血胃体黏膜有显著萎缩者、少数胃溃疡患者。胃癌的好发部位依次为胃窦（58％）、贲门（20％）、胃体（15％）、全胃或大部分胃（7％）。

2. 临床表现

（1）健康史：询问患者有无长期食用霉变粮食、咸菜、烟熏和腌制鱼肉以及高盐食物等。

（2）症状：①早期胃癌，早期多无症状，部分患者可出现非特异性消化不良症状。②进展期胃癌：上腹痛为最早出现的症状，同时有食欲下降、体重进行性下降。胃壁受累时可有易饱感；贲门癌累及食管下端时可出现吞咽困难；胃窦癌引起幽门梗阻时出现严重恶心，呕吐，黑便或呕血常见于溃疡型胃癌。转移至身体其他脏器可出现相应的症状，如转移至骨骼时，可有全身骨骼剧痛；胰腺转移则会出现持续性上腹痛，并放射至背部等。

（3）体征：早期胃癌多无明显体征。进展期胃癌主要体征为腹部肿块，多位于上腹部偏右，呈坚实可移动结节状，有压痛。肝脏转移可出现肝大，并扪及坚硬结节，常伴黄疸。腹膜转移时可发生腹水。远处淋巴结转移时可在左锁骨上触到质硬而固定的淋巴结，称为 Virchow 淋巴结。某些胃癌患者可出现伴癌综合征，包括反复发作性血栓性静脉炎、黑棘皮病（皮肤皱褶处有色素沉着）和皮肌炎等。

3. 并发症　可并发胃出血、贲门或幽门梗阻、穿孔等。进展期胃癌，如不治疗，存活时间约 1 年。在根治术后 5 年的存活率，如仅侵及黏膜层，可达 95％以上；累及黏膜下层存活率约 80％；如肿瘤已侵及肌层或深达浆膜层，预后不佳。

4. 辅助检查

（1）血常规检查：患者有缺铁性贫血。

（2）大便隐血试验：持续阳性，是胃癌普查时的筛选实验。

（3）胃液分析：胃液分析意义不大，虽进展期胃癌呈无酸或低胃酸分泌，但低胃酸分泌与正常人重叠，故已不列为常规检查。

（4）X 线钡餐检查：可表现为局限性充盈缺损或呈不规则的龛影。浸润型胃癌表现为胃壁僵直，蠕动消失，胃腔狭窄。

（5）胃镜检查：内镜直视下可观察病变部位、性质，并取黏膜做活组织检查，是目前最可靠的诊断手段。

5. 心理、社会状况　胃癌是一种严重危害人类身体健康的疾病，已被确诊为癌症的患者易产生心理反应，最常见的表现是恐惧感，这种危机心理持续下去可发展为焦虑和抑郁，患者时常感到生存无望，前景一片暗淡，不愿意和医护人员、家属、病友交流，甚至发生自杀的念头，严重影响了患者的病情转归和生存质量。

6. 诊断要点　确诊主要依赖 X 线钡餐检查及胃镜和活组织检查。早期确诊是根治胃癌的重要条件，有下列现象者应及早或定期进行胃镜检查：①40 岁以上患者，尤其是男性，近期出现消化不良,或突然出现呕血或黑便者。②拟诊为良性溃疡,但五肽促胃液素刺激实验仍缺乏胃酸者。③慢性萎缩性胃炎伴肠化及不典型增生者。④胃溃疡经内科治疗 2 个月,X 线检查显示溃疡反而增大者。⑤X 线检查胃息肉＞2cm 者。⑥胃切除术后 15 年以上,应每年定期随访。

二、护理诊断和合作性问题

1.疼痛 与癌细胞浸润有关。

2.营养失调(低于机体需要量) 与胃癌造成吞咽困难、消化吸收障碍、使用化疗药物有关。

3.有感染的危险 与化疗致白细胞减少,免疫功能降低有关。

4.预感性悲哀 与患者预感疾病的预后有关。

5.活动无耐力 与疼痛及患者机体消耗有关。

6.自我形象紊乱 与化疗致脱发有关。

7.有体液不足的危险 与幽门梗阻致严重恶心、呕吐有关。

8.知识缺乏 缺乏有关胃癌的防治知识。

三、护理措施

1. 一般护理

(1)休息与活动:保持环境清洁安静。

(2)饮食护理:让患者了解充足的营养支持对机体恢复有重要作用,对能进食者鼓励其尽可能进食易消化、营养丰富的流质或半流质饮食。提供清洁的进食环境,并注意变换食物的色、香、味,增进患者的食欲。

(3)心理护理:给予心理支持,消除患者的悲观情绪。

(4)疼痛的护理

①药物止痛:遵医嘱给予相应的止痛药,目前治疗癌性疼痛的主要药物如下:①非麻醉性镇痛药(阿司匹林、吲哚美辛、对乙酰氨基酚等)。②弱麻醉性镇痛药(可待因、布桂嗪等)。③强麻醉性镇痛药(吗啡、哌替啶等)。④辅助性镇痛药(地西泮、异丙嗪、氯丙嗪等)。给药时应遵循 WHO 推荐的三阶梯疗法,即选用镇痛药必须从弱到强。

②患者自控镇痛(PCA):该方法是用计算机化的注射泵,经由静脉、皮下或椎管内注射药物,以输注止痛药,患者可自行间歇性给药。

2.病情观察 观察疼痛特点,注意评估疼痛的性质、部位,是否伴有严重的恶心和呕吐、吞咽困难、呕血及黑便等症状。如出现剧烈腹痛和腹膜刺激征,应考虑发生穿孔的可能性,及时协助医师进行有关检查或手术治疗。营养监测,定期测量体重,监测血清清蛋白和血红蛋白等营养指标。

3.治疗配合

(1)手术治疗:这是目前唯一有可能根治胃癌的方法。治疗效果取决于胃癌的病期、癌肿侵袭深度和扩散范围。对早期胃癌,一般首选胃部分切除术,如已有局部淋巴结转移,则应同时予以清扫。对进展期患者,如无远处转移,应尽可能手术切除。

(2)化学治疗:应用抗肿瘤药物辅助手术治疗,在术前、术中及术后使用,以抑制癌细胞的扩散和杀伤残存的癌细胞,从而提高手术效果。联合化疗亦可用于晚期胃癌不能施行手术者。常用药物有氟尿嘧啶(5－FU)、丝裂霉素(MMC)、替加氟(FT－207)、阿霉素(ADM)等。

护理要点:遵医嘱进行化学治疗,以抑制和杀伤癌细胞。并向患者说明不良反应,使其有一定的思想准备。严密观察血象变化。化疗药物对血管、组织损伤较大,在化疗过程中注意保护好静脉和局部组织。

(3)内镜下治疗:对早期胃癌可在电镜下用电灼、激光或微波作局部灼除,或作黏膜剥离术(ESD)治疗;中、晚期胃癌不能手术者,亦可在内镜下局部注射抗肿瘤药、无水乙醇或免疫增强剂等治疗。

(4)支持治疗:应用高能量静脉营养疗法以增强患者的体质,使其能耐受手术和化疗;使用免疫增强剂如卡介苗、左旋咪唑等,提高患者的免疫力;配合应用中药扶正治疗等。

护理要点:静脉营养支持,对贲门癌有吞咽困难者和中、晚期患者,应遵医嘱静脉输注高营养物质,以维持机体代谢需要。幽门梗阻时,可行胃肠减压,同时遵医嘱静脉补充液体。

四、健康教育

1. 开展卫生宣教,提倡多食富含维生素 C 的新鲜水果、蔬菜,多食肉类、鱼类;豆制品和乳制品。避免高盐饮食,少进咸菜、烟熏和腌制食物。粮食储存要科学,不食霉变食物。

2. 有癌前变化者,应定期检查,以便早期诊断及治疗。

3. 指导患者保持乐观态度,情绪稳定,以积极的心态面对疾病,运用适当的心理防卫机制。

4. 坚持体育锻炼,增强机体抵抗力。注意个人卫生,特别是体质衰弱者,应做好口腔、皮肤黏膜的护理,防止继发性感染。

5. 定期复诊,以监测病情变化和及时调整治疗方案。

第六节　溃疡性结肠炎的护理

溃疡性结肠炎(ulcerative colitis,UC),也亦称非特异性溃疡性结肠炎,是多病因引起的、异常免疫介导的肠道慢性及复发性炎症,有终生复发倾向。本病可发生在任何年龄,好发年龄为 20～40 岁,也可见于儿童或老人,男女发病率无明显差别。我国 UC 近年患病率明显增加,虽然患者病情多较欧美国家的轻,但重症也较常见。

一、护理评估

(一)病因

由环境、遗传、感染和免疫多因素相互作用所致。

1. 环境　饮食、吸烟、卫生条件、生活方式或暴露于某些不明因素,都是可能的环境因素。近几十年来,全球 UC 的发病率持续增高,这一现象首先出现在社会经济高度发达的北美、北欧。以往该病在我国少见,现已成为常见疾病,这一疾病谱的变化,提示环境因素所发挥的重要作用。

2.遗传 UC发病具有遗传倾向。患者一级亲属发病率显著高于普通人群,而患者配偶的发病率不增加。

3.感染 多种微生物参与了UC的发生与发展。基于新近研究结果的观点认为,UC是针对自身正常肠道菌群的异常免疫反应性疾病。

4.免疫 肠黏膜免疫屏障在UC发生、发展、转归过程中始终发挥重要作用,针对肠黏膜炎症反应而开发的生物制剂有显著治疗效果。UC的发病机制可概括为:环境因素作用于遗传易感者,在肠道菌群的参与下,启动了难以停止的、发作与缓解交替的肠道天然免疫及获得性免疫反应,导致肠黏膜屏障损伤、溃疡经久不愈、炎性增生等病理改变。病变主要位于直肠和乙状结肠,也可位于降结肠,甚至整个结肠。病灶呈连续性分布,一般仅限于黏膜和黏膜下层。

(二)临床表现

反复发作的腹泻、黏液脓血便及腹痛是UC的主要临床症状。起病多为亚急性,少数急性起病。病程呈慢性经过,发作与缓解交替,少数症状持续并逐渐加重。病情轻重与病变范围、临床分型及病期等有关。

1.健康史 询问患者有无感染、精神刺激、劳累、饮食失调等引起本病急性发作的诱因。

2.症状

(1)消化系统表现:①腹泻,为最主要的症状,典型者呈黏液或黏液脓血便,为炎症渗出和黏膜糜烂及溃疡所致。大便次数和便血程度反映病情严重程度,轻者每日排便2～3次,粪便呈糊状,可混有黏液、脓血;重者腹泻每日可达10余次,大量脓血,甚至呈血水样粪便。大多伴有里急后重感觉,为直肠炎症刺激所致。病变限于直肠和乙状结肠的患者,偶有腹泻与便秘交替的现象。②腹痛:轻者或缓解期患者多无腹痛或仅有腹部不适,活动期有轻或中度腹痛,为左下腹或下腹部阵痛,若并发中毒性巨结肠或炎症波及腹膜,可有持续性剧烈腹痛。有疼痛－便意－便后缓解的规律。③其他症状:可有腹胀、食欲缺乏、恶心、呕吐等。

(2)全身表现:中、重型患者活动期有低热或中等度发热,高热多提示有并发症或见于急性暴发型。重症患者可出现贫血、消瘦、水与电解质平衡失调、低蛋白血症及营养不良等表现。

(3)肠外表现:部分患者还可伴有一系列肠外表现,包括口腔黏膜溃疡、结节性红斑、关节炎、虹膜睫状体炎等。

3.体征 患者呈慢性病容,精神差,重者呈消瘦贫血貌。轻型患者有左下腹轻压痛,有时可触及痉挛的降结肠和乙状结肠。重症者常有明显腹部压痛和鼓肠。若有反跳痛、腹肌紧张、肠鸣音减弱等,应注意中毒性巨结肠和肠穿孔等并发症。

4.临床分型 按其病程、程度、范围及病期进行综合分型。

(1)临床类型:①初发型,指无既往史的首次发作。②慢性复发型:临床上最多见,发作期与缓解期交替。③慢性持续型:症状持续,间以症状加重的急性发作。④急性型:急性起病,病情严重,全身毒血症状明显,可伴中毒性巨结肠、肠穿孔、败血症等并发症。上述各型可相互转化。

(2)临床严重程度:①轻度,腹泻<4 次/d,便血轻或无,无发热,贫血无或轻,红细胞沉降率正常。②重度:腹泻>6 次/d,有明显黏液脓血便,体温>37.5℃、脉搏>90 次/分,血红蛋白<100g/L,红细胞沉降率>30mm/h。③中度:介于轻度与重度之间。

(3)病变范围:可分为直肠炎、左半结肠炎(结肠脾曲以远)、全结肠炎(病变扩展至结肠脾曲以近或全结肠)。

(4)病情分期:分为活动期和缓解期,很多患者在缓解期可因饮食失调、劳累、精神刺激、感染等加重症状,使疾病转为活动期。

(三)并发症

1.中毒性巨结肠　约5%的重症 UC 患者可出现中毒性巨结肠,此时结肠病变广泛而严重,肠壁张力减退,结肠蠕动消失,肠内容物与气体大量积聚,致急性结肠扩张,一般以横结肠为最严重。临床表现为病情急剧恶化,毒血症明显,有脱水与电解质平衡紊乱,出现肠型、腹部压痛,肠鸣音消失。血白细胞显著升高。X 线腹部平片可见结肠扩大,结肠袋形消失。本并发症易引起急性肠穿孔,预后差。

2.直肠结肠癌变　多见于广泛性结肠炎、幼年起病而病程漫长者。

3.其他并发症　结肠大出血发生率约为 3%;肠穿孔多与中毒性巨结肠有关;肠梗阻少见。

(四)辅助检查

1.血液检查　血红蛋白降低反映贫血;白细胞数增加、红细胞沉降率加快及 C－反应蛋白增高均提示 UC 进入活动期。

2.粪便检查　肉眼观常有黏液脓血,显微镜检见红细胞和脓细胞,急性发作期可见巨噬细胞。粪便病原学检查的目的是排除感染性肠炎,是本病诊断的一个重要步骤。

3.自身抗体检查　外周血中性粒细胞胞质抗体为 UC 的相对特异性抗体,如能检出,有助于 UC 的诊断。

4.结肠镜检查　是本病诊断的最重要手段之一,检查时,应尽可能观察全结肠及末段回肠,确定病变范围,必要时取活检。UC 病变呈连续性、弥漫性分布,从直肠开始逆行向近端扩展。内镜下所见黏膜改变有:①黏膜血管纹理模糊、紊乱或消失,黏膜充血、水肿、易脆、出血及脓性分泌物附着。②病变明显处见弥漫性糜烂和多发性浅溃疡。③慢性病变常见黏膜粗糙,炎性息肉,结肠变形缩短,结肠袋变浅、变钝或消失。

5.X 线钡剂灌肠检查　主要 X 线征有:①黏膜粗乱和(或)颗粒样改变。②多发性浅溃疡,表现为管壁边缘毛糙呈毛刺状或锯齿状以及见小龛影,亦可有炎症性息肉而表现为多个小的圆或卵圆形充盈缺损。③肠管缩短,结肠袋消失,肠壁变硬,可呈铅管状。重型或暴发型病例不宜做钡剂灌肠检查,以免加重病情或诱发中毒性巨结肠。

(五)心理、社会状况

溃疡性结肠炎反复发作,迁延终生,并且有癌变的危险性,损害的对象主要为年轻患者,长期患病会影响青少年的成长,可以使年轻患者生长迟缓和性发育障碍;该病治疗的费用较大,并且患者往往由于疾病失去教育机会,难以就业和获得保险。因此,患者常有严重的心理负担,出现抑郁、抱怨的情绪,严重影响其生活质量,少数患者对医疗服务、社会服务等产生偏激的行为,给社会增加不安定的因素。

（六）诊断要点

具有持续或反复发作腹泻和黏液脓血便、腹痛、里急后重,伴有（或不伴）不同程度全身症状者,在排除急性自限性结肠炎、阿米巴痢疾、慢性血吸虫病、肠结核等感染性结肠炎及结肠克罗恩病、缺血性肠炎、放射性肠炎等基础上,具有上述结肠镜检查重要改变中至少 1 项及黏膜活检组织学所见可以诊断本病。一个完整的诊断应包括其临床类型、临床严重程度、病变范围、病情分期及并发症。

二、护理诊断和合作性问题

1. 腹泻　与炎症导致肠蠕动增加,肠内水、钠吸收障碍有关。

2. 疼痛:腹痛　与肠道黏膜的炎性浸润、溃疡有关。

3. 有体液不足的危险　与频繁腹泻有关。

4. 体温过高　与肠道炎症有关。

5. 营养失调（低于机体需要量）　与长期腹泻及吸收障碍有关。

6. 焦虑　与频繁腹泻、疾病迁延不愈有关。

7. 有皮肤完整性受损的危险　与频繁腹泻刺激肛周皮肤有关。

8. 潜在并发症　中毒性巨结肠、直肠结肠癌变、下消化道出血。

三、护理措施

1. 一般护理

（1）休息与活动:给患者提供安静、舒适的休息环境,注意劳逸结合,生活要有规律,保持心情舒畅,以减少患者的胃肠蠕动及体力消耗。急性发作期应卧床休息。

（2）饮食护理:应给予高热量、富营养而少纤维、易消化、软食物,禁食生、冷食物及含纤维素多的蔬菜水果,忌食牛乳和乳制品。急性发作期患者应进食无渣流质或半流质饮食,病情严重者应禁食,并给予胃肠外营养,使肠道得以休息,利于减轻炎症,控制其症状。

（3）心理护理:由于本病的病程特点,患者易出现抑郁或焦虑。为此,应耐心向患者做好卫生宣教工作,使其积极配合治疗。同时,帮助患者认识到不良的心理状态不利于本病的修复,要保持心情平静,建立起战胜疾病的信心和勇气。

2. 病情观察　严密观察病情,注意监测患者的体温、脉搏、心率、血压的变化。同时,观察患者的皮肤弹性、有无脱水表现。还应注意观察腹泻、腹部压痛及肠鸣音情况,如出现鼓肠、肠鸣音消失、腹痛加剧等情况,要考虑中毒性巨结肠的发生,及时报告医生,积极采取抢救措施。

3. 治疗配合　治疗目的在于控制急性发作,黏膜愈合,维持缓解,减少复发,防治并发症。

（1）控制炎症反应:①5-氨基水杨酸（5-ASA）制剂。柳氮磺吡啶（SASP）一般作为首选药物,是治疗轻、中度或经糖皮质激素治疗已有缓解的重度 UC 常用药物。其他药物如奥沙拉嗪疗效与 SASP 相仿,但降低了不良反应率,适宜于对 SASP 不能耐受者。5-ASA 的灌肠剂适用于病变局限在直肠及乙状结肠者,栓剂适用于病变局限在直肠者。②糖皮质激素:对急性发作期有较好疗效。可用于对5-ASA疗效不佳的轻、中度患者,特别适用于重度的患者。减量期间加用5-ASA逐渐接替激素治疗。③免疫抑制剂:硫唑嘌呤或巯嘌呤可试用于对激素治疗效果不佳或对激素依赖的慢性持续型病例,加用这类药物后可逐渐减少激素用量甚至停用。

护理要点:应向患者做好有关药物的用法、作用、不良反应等的解释工作,并注意观察药效及不良反应。柳氮磺吡啶不良反应分为两类,一类是剂量相关的不良反应如恶心、呕吐、食欲减退、头痛、可逆性男性不育等,餐后服药可减轻消化道反应;另一类不良反应属于过敏,有皮疹、粒细胞减少、自身免疫性溶血、再生障碍性贫血等。因此,服药期间应定期复查血象,一旦出现此类不良反应,应改用其他药物。对于采用灌肠疗法的患者,应指导患者尽量抬高臀部,达到延长药物在肠道内的停留时间的目的。

(2)对症治疗:及时纠正水、电解质平衡紊乱;贫血者可输血;低蛋白血症者应补充清蛋白(白蛋白)。对腹痛、腹泻的对症治疗,要权衡利弊,使用抗胆碱能药物或止泻药如地芬诺酯(苯乙哌啶)或洛哌丁胺宜慎重,在重症患者应禁用,因有诱发中毒性巨结肠的危险。对重症有继发感染者,应积极抗菌治疗,给予广谱抗生素,静脉给药,合用甲硝唑对厌氧菌感染有效。

(3)手术治疗:并发大出血、肠穿孔、中毒性巨结肠、结肠癌或经积极内科治疗无效者,可选择手术治疗。

4.腹泻护理 由于患者腹泻次数较多,里急后重症状严重,应将患者安排至离卫生间较近的房间,或室内留置便器。协助患者做好肛门及周围皮肤的护理,如手纸要柔软,擦拭动作宜轻柔,便后用温水清洗肛门及周围皮肤,清洗后轻轻拭干,必要时给予护肤软膏涂擦,以防皮肤破损。同时,注意观察粪便的量、性状、排便次数。

四、健康教育

1.指导患者合理休息与活动。在急性发作期或病情严重时,均应卧床休息,缓解期也应适当休息,注意劳逸结合。

2.指导患者合理饮食,摄入足够的营养,忌食冷、硬及刺激性食物。

3.教育患者及家属正确对待疾病,让患者保持情绪稳定,树立战胜疾病的信心。

4.教会患者和家属识别有关的诱发因素,如饮食失调、精神紧张、过度劳累等,并尽量避免。

5.嘱患者坚持治疗,定期门诊复诊,遵医嘱用药,不随意更换药物或停药。教会患者识别药物的不良反应,以便出现时及时就诊。

第七节 肝硬化的护理

肝硬化(cirrhosis of liver),是一种或几种病因引起的慢性进行性弥漫性肝病。病理特点为广泛的肝细胞变性坏死,再生结节形成,结缔组织增生,致使正常肝小叶结构破坏和假小叶形成,使肝脏血液循环障碍和肝细胞的功能丧失,肝脏逐渐变硬、变形而发展为肝硬化。临床可有多系统受累,主要表现为肝功能损害和门静脉高压。晚期常有严重并发症,如消化道大出血、肝性脑病等。在我国,肝硬化是常见病,也是主要死亡病因之一。本病占内科总住院人数的 4.3%～14.2%。患者以青壮年男性多见,35～48 岁为发病高峰年龄,男女比例为(3.6～8)∶1。

一、护理评估

(一)病因

1.病毒性肝炎 这是我国引起肝硬化的最主要原因,主要为乙型病毒性肝炎,接下来为丙型肝炎,或乙型加丁型重叠感染,甲型和戊型一般不发展为肝硬化。

2.乙醇中毒 这是国外致肝硬化的重要原因。近年来,我国乙醇中毒致肝硬化者增多。长期大量饮酒者,乙醇及其中间代谢产物(乙醛)直接引起酒精性肝炎,并发展为肝硬化,酗酒所致的长期营养失调也对肝脏起一定损害作用。

3.血吸虫病 我国长江流域血吸虫病流行区多见。反复或长期感染日本血吸虫者,由于虫卵沉积在汇管区,虫卵及其毒性产物的刺激引起大量结缔组织增生,导致肝纤维化和门静脉高压症,称为血吸虫病性肝纤维化。

4.其他 如化学毒物或药物、胆汁淤积、循环障碍(如慢性充血性心力衰竭、缩窄性心包炎)、营养障碍、遗传和代谢性疾病等。

各种病因引起的肝硬化,其病理变化和发展演变过程是基本一致的。特征为广泛肝细胞变性坏死,结节性再生,弥漫性结缔组织增生,假小叶形成,造成肝内血管扭曲、受压、闭塞导致肝血循环紊乱。这是形成门静脉高压的病理基础。

(二)临床表现

1.健康史 询问患者有无病毒性肝炎、血吸虫病、长期酗酒或营养失调等病史;是否长期服用双醋酚丁、甲基多巴等药物,或长期反复接触磷、砷、四氯化碳等化学毒物;有无肝豆状核变性、血色病、半乳糖血症和 α_1-抗胰蛋白酶缺乏症等病史。

2.症状和体征 肝硬化起病隐匿,病程发展缓慢,可隐伏 3～5 年或更长时间。各型肝硬化可因出现并发症、伴发病、大量饮酒、手术等因素,促进病情加重和发展。临床上将肝硬化分为肝功能代偿期和肝功能失代偿期,但两期界限常不清楚,有时不易划分。

代偿期症状轻,无特异性,常以疲乏无力、食欲减退为主要表现,可伴有恶心、厌油腻、腹胀、上腹隐痛及腹泻等。上述症状呈间歇性,劳累或发生其他疾病时症状表现明显,经休息或治疗可缓解。患者营养状况一般或消瘦,肝轻度肿大,质地偏硬,无或轻度压痛,脾轻至中度大,肝功能多在正常范围内或轻度异常。

失代偿期症状明显,主要为肝功能减退和门静脉高压所致的全身多系统症状和体征。

(1)肝功能减退的表现:①全身症状和体征。一般状况与营养状况均较差、乏力、消瘦、不规则低热、面色灰暗黝黑(肝病面容)、皮肤干枯粗糙、水肿、舌炎、口角炎等。②消化道症状。食欲减退为最常见症状,进食后常感上腹饱胀不适、恶心、呕吐;对脂肪、蛋白质耐受性差,稍进油腻肉食易引起腹泻、腹胀。部分患者可有黄疸表现,提示肝细胞有进行性损害或广泛性坏死。③出血倾向和贫血。常有皮肤紫癜、牙龈出血、鼻出血、胃肠出血等倾向,患者常有程度不同的贫血。主要与肝合成凝血因子减少、脾功能亢进、营养不良、毛细血管脆性增加等因素有关。④内分泌紊乱。可出现雌激素增多、雄激素和糖皮质激素减少,肝对雌激素的灭活功能减退,故体内雌激素增多。雌激素增多时,通过负反馈致雄激素和肾上腺皮质激素减少。雌激素与雄激素比例失调,男性患者常有性欲减退、睾丸萎缩、毛发脱落及乳房发育;女性患者可有月经失调、闭经、不孕等。部分患者出现蜘蛛痣,主要分布在面颈部、上胸、肩背和上肢等上腔静脉引流区域;手掌大小鱼际和指端腹侧部位皮肤发红称为肝掌。肾上腺皮质功能减退,表现为面部和其他暴露部位皮肤色素沉着。肝功能减退时对醛固酮和血管升压素的灭活作用减弱,致体内醛固酮及血管升压素增多,钠水潴留导致尿少、水肿,并促进腹水形成。⑤皮肤瘙痒。由于肝硬化肝功能受损,患者血清胆红素增高所致。

(2)门静脉高压症的表现:门静脉高压症可有脾大、侧支循环的建立和开放、腹水三大表现。①脾大:这是门静脉高压症最早的表现。门静脉高压致脾静脉压力增高,脾淤血而肿大,一般为轻、中度大,有时可为巨脾。上消化道大量出血时,脾脏可暂时缩小,待出血停止并补足血容量后,脾脏再度增大。晚期脾大可伴有脾功能亢进,对血细胞破坏增加,表现为白细胞、血小板和红细胞计数减少。②侧支循环的建立和开放:门静脉压力增高使消化器官和脾的回心血液流经肝脏受阻,导致门静脉与腔静脉之间建立许多侧支循环。食管下段和胃底静脉曲张是肝硬化出血最主要的原因,也是诊断门静脉高压症最主要的证据。常因门静脉压力明显增高、粗糙坚硬食物机械损伤或剧烈咳嗽、呕吐致腹内压突然增高引起曲张静脉破裂出血,出现呕血、黑便及休克等表现。腹壁静脉曲张者在脐周和腹壁可见迂曲静脉以脐为中心向上及下腹壁延伸。痔静脉扩张是门静脉的直肠上静脉与下腔静脉的直肠中、下静脉吻合,可扩张形成痔核,破裂时引起便血。③腹水:是肝硬化肝功能失代偿期最为显著的临床表现,75%以上失代偿期患者有腹水。患者常有腹胀感,尤其饭后显著,大量腹水使横膈抬高,可出现呼吸困难、心悸、下肢水肿,甚至可发生脐疝;腹壁皮肤紧张发亮,膨隆呈蛙腹,叩诊有移动性浊音。部分患者伴有胸腔积液,以右侧多见。腹水形成的因素如下:门静脉压力增高;低清蛋白血症(血浆清蛋白低于 30g/L);肝淋巴液生成过多;血管升压素及继发性醛固酮增多,引起水钠重吸收增加;有效循环血容量不足致肾血流量减少,肾小球滤过率降低,排钠和排尿量减少。

(3)肝脏情况:早期肝脏增大,表面尚平滑,质中等硬;晚期肝脏缩小,表面可呈结节状,质地坚硬;一般无压痛,但在肝细胞进行性坏死或并发肝炎和周围炎时可有压痛与叩击痛。

(三)并发症

1.上消化道出血　为本病最常见的并发症。由于食管下段或胃底静脉曲张破裂,引起突然大量的呕血和黑便,常引起出血性休克或诱发肝性脑病,死亡率高。

2.感染　由于患者抵抗力低下,常易并发细菌感染,如肺炎、大肠杆菌败血症、胆道感染及自发性腹膜炎等。自发性腹膜炎系指腹腔内无脏器穿孔的急性腹膜细菌性感染。致病菌多为革兰阴性杆菌。患者可出现发热、腹痛、腹胀、腹膜刺激征、腹水迅速增长或持续不减,重者出现中毒性休克。

3.肝性脑病　这是晚期肝硬化的最严重并发症,是常见的死亡原因。

4.原发性肝癌　肝硬化患者若在短期内出现肝增大,且表面有肿块,持续肝区疼痛、腹水增多且为血性、不明原因的发热等,应考虑并发原发性肝癌的可能,需做进一步检查。

5.肝肾综合征　由于出现大量腹水时,有效循环血容量不足,肾血管收缩,肾内血液重新分布,引起肾皮质血流量减少、肾小球滤过率降低,发生肝肾综合征,也称功能性肾衰竭。表现为少尿或无尿、氮质血症、稀释性低钠血症和低尿钠,但肾无明显器质性损害。

6.肝肺综合征　为严重的肝病、肺血管扩张和低氧血症的三联症。表现为呼吸困难、低氧血症,胸部 CT 及肺血管造影检查显示肺血管扩张。目前,内科治疗效果不明显。

7.电解质和酸碱平衡紊乱　由于患者摄入不足、长期应用利尿剂、大量放腹水、呕吐、腹泻等因素,易造成电解质和酸碱平衡紊乱。常见的情况如下:①低钠血症:长期低钠饮食致原发性低钠,长期利尿和大量放腹水等致钠丢失,血管升压素增多使水潴留超过钠潴留而致稀释性低钠。②低钾低氯血症与代谢性碱中毒:进食少、呕吐、腹泻、长期应用利尿剂及高渗葡萄糖液、继发性醛固酮增多等可引起低钾低氯,而低钾低氯血症可致代谢性碱中毒,诱发肝性脑病。

(四)辅助检查

1.血常规　代偿期多正常,失代偿期常有不同程度的贫血。脾功能亢进时白细胞和血小板计数减少。

2.尿常规　代偿期正常,失代偿期可有蛋白尿、血尿和管型尿。有黄疸时尿胆红素阳性,尿胆原增加。并发肝肾综合征时可有血尿、尿管型、尿蛋白阳性。

3.肝功能检查　代偿期正常或轻度异常。失代偿期:转氨酶增高,以 ALT(GPT)增高显著,肝细胞严重坏死时 AST(GOT)增高会比 ALT 明显;因肝脏是合成清蛋白的唯一场所,肝硬化常有清蛋白降低,肝纤维化又使球蛋白增高,所以血清总蛋白正常、降低或增高,但清蛋白/球蛋白比例降低或倒置。

4.免疫学检查　血清免疫球蛋白 IgG、IgA 均增高,以 IgG 增高显著;约有 50% 的患者 T 淋巴细胞数低于正常;部分患者可出现抗核抗体、抗平滑肌抗体等非特异性自身抗体;病毒性肝炎的患者,乙型、丙型或乙型加丁型肝炎病毒标记可呈阳性反应。

5.腹水检查　一般为漏出液,若并发自发性腹膜炎、结核性腹膜炎或癌变时腹水可呈渗出液。腹水呈血性,应考虑癌变可能,需做细胞学检查。

6.影像学检查　X 线钡餐检查食管静脉曲张者显示虫蚀样或蚯蚓样充盈缺损,胃底静脉曲张时钡剂呈菊花样充盈缺损。超声显像可显示肝大小和外形改变,脾大、门静脉高压症时可见门静脉、脾静脉直径增宽;有腹水时可见液性暗区。CT 和 MRI 检查可显示肝脾形态改变、腹水。放射性核素检查可见肝摄取核素稀疏、脾核素浓集等。

7.内镜检查　可直视静脉曲张及其分布和程度。

8.腹腔镜检查　可直接观察肝脾情况,在直视下对病变明显处进行穿刺,做活组织检查。

9.肝穿刺活组织检查　可确诊为肝硬化。

(五)心理、社会状况

肝硬化迁延不愈,随着肝功能降低,患者症状更为突出,往往担心发生出血、肝性脑病等并发症,有些患者担心癌变。目前,针对此病尚无特效的治疗方法是造成患者焦虑、抑郁的直接原因。医疗费用的增加是使患者产生抑郁、焦虑以及敌对非常重要的因素。长期患病使患者劳动力、工作能力降低,严重影响事业发展、家庭生活。目前,相当一部分人对肝硬化缺乏了解,对肝硬化患者存有恐惧、歧视,致使患者产生自卑情绪,感到人际关系紧张。

(六)诊断要点

肝硬化失代偿期的诊断主要依据有病毒性肝炎、血吸虫病、长期酗酒或营养失调等病史,肝功能减退与门静脉高压症的临床表现,肝质地坚硬,以及肝功能检查异常等。代偿期的诊断常不容易,故对原因不明的肝脾大、迁延不愈的肝炎患者应定期复查,以利早期诊断。

二、护理诊断和合作性问题

1. 营养失调(低于机体需要量) 与肝硬化所致的摄食量少及营养吸收障碍有关。
2. 体液过多 与肝硬化所致的门静脉高压、低蛋白血症及水钠潴留有关。
3. 有感染的危险 与机体抵抗力低下有关。
4. 活动无耐力 与肝硬化所致的营养不良有关。
5. 焦虑 与担心疾病的预后有关。
6. 有皮肤完整性受损的危险 与黄疸皮肤瘙痒、水肿、长期卧床有关。
7. 潜在并发症 上消化道出血、肝性脑病、功能性肾衰竭。

三、护理措施

(一)一般护理

1. 休息与活动 肝硬化患者的精神、体力状况随病情进展而减退,疲倦乏力、精神不振逐渐加重。应根据病情适当安排休息和活动。代偿期患者适当减少活动,但仍可参加轻体力工作;失代偿期患者则应以卧床休息为主,避免劳累。合并少量腹水时多卧床休息,尽量取平卧位,以增加肝、肾血流量,改善肝细胞的营养,提高肾小球滤过率。并抬高下肢,以减轻水肿。阴囊水肿者可用托带托起阴囊,以利水肿消退。大量腹水者卧床时可取半卧位,使膈肌下降,减轻呼吸困难和心悸。

2. 饮食护理 既保证饮食营养又遵守必要的饮食限制是改善肝功能、延缓病情进展的基本措施。应向患者及家属说明导致营养状况下降的有关因素、饮食治疗的意义及原则,与患者共同制订符合治疗需要而又被其接受的饮食计划。饮食治疗原则:高热量、高蛋白、高维生素、易消化饮食,忌酒,并根据病情变化及时调整。必要时遵医嘱给予静脉补充足够的营养,如高渗葡萄糖液、复方氨基酸、清蛋白或新鲜血。进行营养状况监测,经常评估患者的饮食和营养状况,包括每日的食物和进食量、体重和实验室检查有关指标的变化。

(1)蛋白质:是肝细胞修复和维持血浆清蛋白正常水平的重要物质基础,应保证其摄入量。蛋白质来源以豆制品、鸡蛋、牛奶、鱼、鸡肉、瘦猪肉为主。肝功能显著损害或有肝性脑病先兆时应限制或禁食蛋白质,待病情好转后再逐渐增加摄入量,并应选择植物蛋白,例如豆制品,因其含蛋氨酸、芳香氨基酸和产氨氨基酸较少。

(2)维生素:新鲜蔬菜和水果含有丰富的维生素,例如番茄、柑橘等富含维生素 C,日常食用可保证维生素的摄取。

（3）限制水钠：有腹水者应低盐或无盐饮食，氯化钠限制在每日 1.2～2.0g，进水量限制在每日 1000mL 左右。应向患者介绍高钠食物有咸肉、酱菜、酱油、罐头、含钠味精等，应尽量少食用；含钠较少的食物有粮谷类、瓜茄类、水果等；限钠饮食常使患者感到食物淡而无味，可适量添加柠檬汁、食醋等，改善食物的调味，以增进食欲。

（4）避免损伤曲张静脉：食管－胃底静脉曲张者避免进食粗糙、坚硬食物，应食菜泥、肉末、软食，进食时细嚼慢咽，咽下的食团宜小且外表光滑，切勿混入糠皮、硬屑、鱼刺、甲壳等，药物应磨成粉末，以防损伤曲张的静脉导致出血。

3. 心理护理　应注意对患者给予关心，鼓励患者说出心中的感受，对所提疑问应耐心给予解答，使其树立起战胜疾病的信心和勇气。

4. 皮肤护理　腹水患者多伴皮肤干枯粗糙、水肿、抵抗力弱；黄疸患者皮肤瘙痒，故应做好皮肤护理。每日可用温水擦浴，保持皮肤清洁，避免用力搓擦。患者衣着宜宽大柔软、宜吸汗，床铺应平整洁净。长期卧床患者，应定时更换体位，以防发生压疮，皮肤瘙痒者可给予止痒处理。嘱患者勿用手抓挠，以免皮肤破损引起感染。

（二）病情观察

注意观察生命征、尿量等情况，准确记录出入量，观察腹围、体重，注意有无呕血及黑便，有无精神行为异常表现，若出现异常，应及时报告医生，采取紧急措施，防止肝性脑病、功能性肾衰竭的发生。

（三）治疗配合

现有的治疗方法尚不能逆转已发生的肝硬化，对于代偿期患者，治疗旨在延缓肝功能失代偿、预防肝细胞肝癌；对于失代偿期患者，则以改善肝功能、治疗并发症、延缓或减少对肝移植需求为目标。

1. 保护和改善肝功能

（1）去除或减轻病因，如 HBV 肝硬化失代偿期，当 HBV DNA 阳性时，均应给予抗 HBV治疗；乙醇性肝硬化的患者应禁酒；有肝胆结石者应治疗肝胆结石，保持胆道畅通；血吸虫性肝硬化者，如仍有成虫寄生，可进行杀虫治疗。有效地去除病因，是治疗肝硬化和防止其发展的有力措施。

（2）慎用损伤肝脏的药物：避免不必要、疗效不明确的药物，减轻肝脏代谢负担。

（3）保护肝细胞：为避免增加肝细胞负担，药物种类不宜过多，适当选用保肝药物，如熊去氧胆酸、腺苷蛋氨酸等。

护理要点：遵医嘱给患者进行药物治疗，护肝药物不宜过多，并注意观察药效及不良反应。禁用损害肝脏药物。

2. 腹水的治疗

（1）限制钠、水的摄入：限制盐在 1.2～2g/d，进水量限制在 1000mL/d 左右。

（2）增加钠、水的排泄：①利尿：常用保钾利尿剂（螺内酯和氨苯蝶啶）、排钾利尿剂（呋塞米和氢氯噻嗪）。由于肝硬化腹水患者血浆醛固酮浓度增高，利尿剂首选醛固酮拮抗剂——螺内酯。螺内酯和呋塞米联合应用有协同作用，并可减少电解质紊乱。利尿剂使用不宜过猛，避免诱发肝性脑病、肝肾综合征等。②导泻：利尿剂治疗无效可应用导泻药，如甘露醇

20g,1～2 次/d,通过肠道排出水分。③腹腔穿刺放腹水:当大量腹水引起高度腹胀、影响心肺功能时,可穿刺放腹水以减轻症状。但会丢失蛋白质,且短期内腹水又复原,应同时给清蛋白静脉点滴,可提高疗效。每次放腹水在 4000～6000mL,也可一次放 10000mL,甚至放完,同时静脉滴注清蛋白 40～60g。

(3)提高血浆胶体渗透压:每周输注新鲜血、清蛋白、血浆,不仅有助于促进腹水消退,也利于改善机体一般状况和肝功能。

(4)腹水浓缩回输:是难治性腹水的有效治疗方法。放出腹水 5000mL,经超滤或透析浓缩成 500mL 后,回输至患者静脉内,可减轻水、钠潴留,并可提高血浆清蛋白浓度,增加有效循环血容量,改善肾血液循环,以减轻腹水。有感染的腹水不可回输。

(5)减少腹水生成和增加其去路:例如腹腔－颈静脉引流是通过装有单向阀门的硅管,利用腹－胸腔压力差,将腹水引入上腔静脉;胸导管－颈内静脉吻合术可使肝淋巴液顺利进入颈内静脉,减少肝淋巴液漏入腹腔,从而减少腹水来源。

护理要点:①大量腹水时,应避免剧烈咳嗽、打喷嚏、用力排便等。②使用利尿剂时应特别注意维持水、电解质和酸碱平衡。利尿速度不宜过快,无水肿者每天减轻体重 500g,有下肢水肿者每天减轻体重 1000g。如出现肝性脑病、低钠血症(血钠＜120mmol/L),肌酐＞180μmol/L 应停用利尿剂。

3.手术治疗 各种分流、断流术和脾切除术等,包括近年来开展的以介入放射学方法进行的经颈静脉肝内门－体分流术,目的是降低门静脉系统压力和消除脾功能亢进。肝移植手术是治疗晚期肝硬化的新方法。

四、健康教育

1.护士应帮助患者和家属掌握本病的有关知识和自我护理方法,分析和消除不利于个人和家庭应对的各种因素,树立治病信心,保持愉快的心情,把治疗计划落实到日常生活中。

2.保证身心两方面的休息,应有足够的休息和睡眠,生活起居有规律。活动量以不加重疲劳感和其他症状为度。应十分注意情绪的调节和稳定。

3.指导患者遵循并保持正确的饮食治疗原则和方法,帮助他们制订合理的营养食谱,教给他们一些特殊的饮食烹调方法,少食含钠较高的食物、饮料,如含钠味精、酱菜、松花蛋、香肠、咸肉、啤酒、汽水等,在烹调时不用钠盐而另外每日给盐 1～2g,让患者进餐时随意加在菜上,以增加食物咸味、增强食欲。

4.嘱患者遵医嘱用药,不随意加用药物,以免加重肝脏负担和导致肝功能损害。向患者介绍所用药物的名称、剂量、给药时间、方法,教会其观察药物疗效和不良反应。例如服用利尿剂者,应记录尿量,如出现软弱无力、心悸等症状时,提示低钠、低钾血症,应及时就医。

5.向患者及家属介绍并使其掌握本病有关知识和自我护理方法,如病毒性肝炎与本病发生有着密切的关系,应积极治疗病毒性肝炎以防止肝硬化;注意保暖,防止感染;学会早期识别病情变化,及时发现并发症先兆,如出现性格、行为改变等可能为肝性脑病的前驱症状;呕血,黑便等提示上消化道出血,应及时就诊。

6.指导患者定期门诊复查和检测肝功能,以监测病情变化。

第三章　护理安全管理

第一节　医院患者护理安全管理

一、病区的护理安全管理

（一）安全隐患存在的原因

1. 护士因素

护理人员缺乏过硬的业务素质，在工作过程中没有严格执行各项护理制度，且法律意识淡薄及自我保护意识不强；护理人员未能将医疗行业作为服务性行业转变，缺乏主动服务意识，缺少与患者之间的有效沟通。现阶段，医院的护理人员严重缺编，不能适应快速发展的医疗护理事业及人们对护理服务的需求。

2. 社会因素

部分新闻媒体的负面宣传，患者及家属缺乏对医务人员的信任，高压的环境、挑剔的患者及家属的监管，护理风险急剧上升。

（二）安全管理对策

针对以上分析得出的护理风险发生的因素，高度重视护理投诉，无论是护理部主任还是护士，都应对来自患者的声音给予高度的重视。具体的护理安全管理办法：在患者住院过程中，接触最多的便是护士。护士及时掌握着临床第一手资料，而生命体征是病情变化最直接的临床信息。医院的内部科室应该齐心协力，共同积极响应患者的投诉，并指派专人接待并处理，定期分析原因，督促存在问题的整改。

1. 提高护理水平

提高护理人员的业务水平及责任心，充分认识护理工作的高风险性及特殊性。对每个患者要求按工作流程进行护理，认真观察、评估，全面了解患者的情况，发现异常及时正确处理、记录、汇报。护理人员必须重视知识更新，做到技能训练考核制度化、经常化。对新上岗护士进行岗前培训，并分期分批进行全科护士与专科护士培训与讲座，拓宽业务学习的内容，懂得感恩与微笑服务。只有具备较好的理论水平及熟练的护理操作技能与良好的沟通技巧，才能高质量地护理患者。

2. 增进护患沟通，提高护士观察和解决问题的能力

注重同患者及家属交流沟通，做好入院介绍，提供有关患者治疗信息知识，了解患者心理

需求,满足患者住院后希望被接纳、被尊重的心理需要,情感上给予患者支持,使其产生对医院的信任感。尊重患者的合法权益,让患者参与整个医疗过程,让患者了解医疗技术局限性和高风险性,营造相互信任、相互尊重、相互配合的良好护患关系。护理人员利用业余时间参加各种形式的继续教育,学以致用,不断提高观察问题和解决问题的能力。

3. 抓好质量管理,杜绝差错发生

切实做好护理的基础质量、环节质量和终末质量控制,分析不安全因素,研究相应对策,提高护理工作的预见性。对年老体弱的患者、有明显消极意念的患者、有冲动逃跑行为的患者,应严格交班,按时巡视重点看护,对可能发生的问题要有预见性,将事后控制变为事前预防,避免事情发生后再讨论总结,造成的被动。同时,护理中也应做好现场控制,及时纠正护理缺陷,并不断探索科学的护理管理方法,这是提高护理质量的保证,也是预防护理纠纷行之有效的措施。

二、各科室医院患者的护理安全管理

(一)心理科患者的安全管理

1. 存在的安全隐患

(1)消极、自杀:心理科患者由于抑郁、焦虑情绪的控制,易发生消极、自杀等意外伤害事件。

(2)外跑、走失:心理科患者由于情绪不稳、拒绝住院,年老、记忆障碍,加之开放式的管理方式,易发生外跑、走失现象。

(3)冲动、伤人:心理科患者由于惊恐发作、精神症状的支配、出现幻觉、妄想,易出现冲动、伤人的现象。

(4)跌倒、坠床:心理科患者由于焦虑、抑郁、躯体不适、年老体弱、应用抗焦虑、抑郁药物,如阿普唑仑、氯硝西泮等影响意识及活动的药物常致步态不稳,反应迟钝,起立和迈步艰难,易发生跌倒、坠床事件。

(5)用药错误:由于心理科病房的开放式管理,服药不像封闭式病房管理一样同一时间服药,再者年老患者由于记忆力减退,自行服药能力下降;加之少数护士工作责任心不强,未能做到看服到患者口中。易发生漏服、迟服、忘服现象。

2. 安全管理对策

(1)建立健全护理安全管理制度,规范护理行为:结合心理科实际情况,建立明确的护理管理制度和工作流程,制定突发事件应急预案,并组织护士学习,使护士认识到安全的重要性,提高护士防范风险的意识和能力。建立护理安全隐患登记本,鼓励护士主动发现工作中存在安全隐患,并进行登记,每月组织护士进行讨论,分析原因,提出整改进措施,使全科护士都主动参与护理安全质量管理。

(2)建立良好的护患关系,构建护理安全文化:近年来有些护理纠纷不是护理人员技术与责任上的差错,而是由于护理过程中不注重语言交流,缺乏与患者及家属沟通的技巧,交流态度淡漠,语言不妥,解释沟通不到位所造成的。心理科住院患者多存在情绪不稳、心烦、焦虑、紧张、敏感、挑剔等特点,这就更增加了护患沟通的难度。护理工作中稍不留意就可激发患者的负性情绪,影响护理工作的开展,增加工作中不安全的因素。因此,护患沟通非常重要,恰当地运用沟通技巧,可以有效地缩短护患之间的心理距离、稳定患者情绪,使其主动配合治疗,促进康复。切实开展优质护理服务,护士从患者入院那一刻起,运用熟练的护理礼仪、沟通技巧与患者建立良好的关系,详细介绍病房环境和医院制度,针对心理科患者焦虑、抑郁情绪,责任护士每日上下午均与患者展开沟通工作,给予支持性心理护理。通过开展心理科特色护理服务:"快乐你我他"系列活动(有开心课堂,快乐比赛、舞动生活、绿色家园、馨心乐吧等内容),旨在丰富患者的住院生活,改善护患关系,加强护理安全,促进患者早日康复。

(3)强化重点环节的安全管理

①护士长每日对新患者、高危预警患者进行检查,及时发现护理工作中存在的安全隐患。

②建立"三防"管理制度,即"防冲动伤人、防外跑走失、防自杀自伤",加强工作责任心、加强病房安全管理、加强巡视、密切观察病情、合理的药物治疗、心理治疗及心理护理是做好"三防"护理工作,保证患者安全的有效措施。

③运用量表对焦虑、抑郁患者进行评分,尽早识别患者焦虑、抑郁情绪,针对高风险的患者进行提前干预,防止发生意外事件。

④建立防跌倒、坠床安全管理制度、应急预案,制订跌倒坠床评分表,责任护士对所有新入院患者进行评分,包括如下内容:年龄大于等于 65 岁 1 分,曾有跌倒史 1 分,活动障碍 3 分,体质虚弱 3 分,头晕低血压 2 分,意识障碍 1 分,视力障碍 1 分,服用影响意识或活动的药物 1 分,无人陪伴 1 分。评分大于等于 4 分即为高危患者,在床头挂上警示标识、放置防跌倒温馨提示卡;对患者及家属进行安全告知,讲解安全防护措施;正确服用会导致跌倒的药物;避免急速转换体位;为患者加放床栏,用物放在患者易拿到的地方,下床时有专人扶助,保证其安全;保持病房卫生间干燥,并放上防滑标志识。

⑤建立患者身份识别制度,加强重点人群的观察。重视腕带的使用,将患者的姓名、性别、年龄、住院号等基本信息写于腕带上。患者入院后护士按规定填写好的腕带经第二人核对无误后锁扣在患者腕部,在治疗护理时均通过腕带识别的方式进行患者身份识别。

⑥严格执行查对制度,真正做到服药到口。严格三查七对,口服药物做到双人核对。发药时核对患者腕带,反问式询问患者姓名,做到按时发药,带温水壶,制订发药操作流程,规范发药行为,协助患者将药物服下后离开。自制温馨提示牌,如遇患者外出,则在床头柜上放置温馨提示牌,让患者回病室后按铃呼叫护士发药到口。

(二)心内科住院患者的安全管理

1.心脏科住院患者安全隐患原因

(1)对患者的健康教育不到位:通常在患者入院时,均应反复地向患者强调如果排便过于用力有可能会导致心肌梗死、脑卒中、心衰等,并叮嘱患者合理饮食,避免进食的速度过快或者过饱等。但,很多医护人员在进行健康教育时形式化,部分患者用药时间不当,或者对活动度、饮食管理不善等。

(2)干预治疗不合理。

(3)跌倒、坠床、压疮:心内科住院患者发生跌倒、坠床、压疮等危险因素的主要原因有如下五个方面:患者存在步态紊乱或者平衡失调等;疾病类原因;药物因素导致;环境因素;感觉功能因素导致。

(4)运送方式不当或者候诊时间过长。

(5)药物的不良反应:心内科由于患者的代谢不均匀等,容易出现各种药物不良反应,如体位性的低血压、肾毒性、尿潴留及精神症状等,还有部分患者由于使用了抗心律失常药而导致血管受到刺激等。

2.安全管理及防护对策

(1)加强安全及健康教育:应提高医护人员自身的专业技能和业务素质,加强对患者及其家属安全及健康教育,加强与患者的沟通交流,了解患者的性格及受教育程度等,选择合适的教育指导方式,指导患者合理用药、进食和自我护理等。叮嘱患者注意防滑、防烫伤、防压疮等,以杜绝发生各种医疗错误等,确保护理工作的安全性和有效性。

(2)合理准确地评估患者的状况:对新入院的患者均应进行合理的入院评估,了解患者是否有自我防护能力、伴随症状、视力障碍、跌倒危险因素等。对生活无法自理,或者出现躁动不安、意识障碍等的患者应加强巡视,并应安排专人予以防护。通常需家属陪同监护,如家属无法参与陪护,应向其说明病情,并请其签字。

(3)加强药物护理:部分患者在住院治疗过程中常会出现多服、漏服等症状,护理人员应加强对其的监督。心内科患者所服用的药物通常有强心药、抗高血压药、抗心律失常以及抗凝血药等,容易出现嗜睡、头晕、精神萎靡、体位性的低血压等,应叮嘱患者注意休息,并监督患者缓慢起床或改变体位。在使用了洋地黄类、利多卡因、安定以及抗凝血药后,患者容易出现血药浓度过高或代谢缓慢,应注意观察其用药后的反应。

(4)严格操作的流程:应严格护理技术的相关操作流程,要求护理人员应熟悉科室内的各项仪器的操作技巧,掌握常规报警原因,并建立明确的输液卡签名制度,全面提供护理人员的专业技术水平和业务素质等,以便于进行监督检查。

(5)加强出科检查:科间转送或者外出检查的时间一般较短,但也存在一定的风险及安全隐患,在科间以及重危患者的交接本过程中,应严格按照规范的科间转送及外出检查的护送流程,加强交接手续的执行,做好充分的人员和相关物资准备,确保患者的安全。

总之,加强心内科住院患者的安全管理及防护,有利于提高护理质量,从根本上减少各类护理安全事故的发生,确保患者安全,并促进医院的良性发展。

(三)肿瘤科患者的安全管理

1.护理安全问题发生的原因

(1)患者安全管理问题:晚期癌症患者因自身疾病、情绪影响、疼痛、活动能力受限、使用化疗药物等因素使其处于压疮高风险状态,而护理人员对患者周围环境的危险因素及患者活动能力评估不全、护士人力不足导致对患者安全管理不到位;或者即使已经认识到风险存在,但采取的护理措施不当或落实不到位,造成不良事件仍然发生。PICC置管患者并发症(包括非计划性拔管、血栓的形成、断管)较多,主要是意外拔管事件较高,大部分发生于导管留置期间,与护理人员的监护和宣教工作密切相关。其他安全事件发生的比例虽不高,但暴露出安全隐患。

(2)执行规章制度不力:所呈报的不良事件中因执行规章制度以查对制度、交接班制度、消毒隔离制度执行不严最多见。在护理人力资源紧缺、治疗任务繁重的情况下,护士常会自行省略一些必要的查对环节和操作规程,或凭经验、印象办事,也有新护士、实习护士的药物知识不足或能力不够,导致不良事件的发生。胃管漏插、误插或脱管、输液管过期等事件,与交接班制度、技术常规、消毒隔离制度执行不力及健康教育不到位密切相关。

(3)护患沟通欠缺:护患沟通欠缺引起的护患纠纷时有发生,因护士的专业素质欠缺、服务态度生硬、不履行知情同意等因素有关。

(4)器械物资管理:因镇痛泵故障导致的事件提示护士需正确评估环境物资安全因素。

2.护理安全问题发生及预防的护理管理对策

(1)完善不良事件非惩罚性上报制度,营造安全护理文化:不良事件报告系统的建立与完善,其最终目的是要发现整个医疗服务系统中存在的不安全问题。医务人员也可从他人的过失和他科处理纠纷的经验教训中,找出值得借鉴的地方,避免犯同样的错误。此外,建立安全公正的文化环境,是提高员工安全责任与认真态度的重要保证。因此,必须鼓励主动上报不良事件并采取非惩罚性措施,使管理者及时发现潜在的缺陷并制订改善措施,前瞻性预防护理不良事件的发生。

(2)建立安全护理管理体系:修订完善护理工作制度、护理人员岗位职责、护理常规、工作流程及护理质量考核标准等,严格遵守各项规章制度和操作规程,尤其是核心制度的落实。严格落实护理质量的三级管理,减轻护士长非护理事务负担,改变护士长夜查房流于形式,实行护理组长与护士长二线、三线值班制。建立护理安全防范体系,在患者床头牌上实行护理安全隐患告示,对有管道的患者、存在跌倒或压疮风险的患者进行高危因素评估,主动采取防范措施。住院患者均佩带手腕带,至少有两种患者身份识别的方法,防范患者身份识别错误。输液加药、换药过程实行"双人核对"、操作者与复核者双签名,加强药品有效期管理,严格督查三查七对。规范药品与急救物品放置,实行流程管理,保证急救设备设施性能良好。

(3)加强护理安全观念的培训教育:各科室按照护理部要求,针对专科特点督查三基理论及进行专科理论、专科操作、专科应急能力训练。此外,护理部制订护理安全专题培训重点,学习医疗护理有关法律法规、护理职业道德,教育树立风险防范意识,知法、守法、依法行护,强化责任。同时,护理部将护士的三基考试成绩和带教老师的考核奖惩纳入个人和科室的绩效考核和职称评建中。

(4)合理配置护士人力资源:护士长在排班时注意新老搭配、能力强弱搭配,弹性排班,保证护理人力资源的合理利用。注重护患沟通护士平时工作量大,缺乏足够的时间和患者进行细致的沟通。如果医护人员树立沟通的意识,及时与患者进行有效沟通,许多纠纷是可以避免的。因此管理者应加强对护士沟通能力的培训,特别是年轻护士的培训,提高与患者沟通技巧,提升与患者服务水平,减少因沟通不良而引发的不良事件。

(四)骨外科患者安全管理

1.骨外科患者安全隐患发生的原因

(1)对患者安全教育不到位:护理人员对患者是否进行安全教育直接影响患者住院期间的安全。如对住院患者应明确告知患者或陪人,避免穿鞋底较滑的鞋,视力视野受损的患者外出时应有专人陪护,癫痫患者去卫生间时应有人陪同。

(2)坠床:肢体功能障碍患者,如下肢手术或骨折后外固定的患者,在翻身时由于肢体运动不协调,易发生坠床,胸腰椎骨折、骨盆骨折、肋骨骨折等患者翻身不当也易发生坠床。

(3)跌倒:骨外科患者中,不乏下肢功能障碍的患者,由于行走不方便,如有地面潮湿、果皮等易导致跌倒,病房内设施凌乱或走廊内有障碍物等也可导致患者跌倒。

(4)褥疮:溃疡和褥疮,是由于身体局部长期压力过大,血液循环障碍,皮肤和皮下组织坏死引起的。患者往往由于肢体功能障碍,疼痛,烦躁,不改变位置和压力性溃疡形成。

(5)医护人员处理事故:患者的检查,治疗,经常需要使用辅助工具,如车或轮椅,在搬运过程中,可能是由于不适当的方法颠簸。

2. 安全管理措施

(1)定期组织护理人员学习《医疗事故处理条例》等法律规范,提高护理人员的法律意识,让护士实现授记依从性也是一种自我保护,从职业道德与法律的角度规范护理行为。安全教育常抓不懈,分析不安全因素,寻找有效的防治措施,鼓励和培养护士团队合作精神,倡导互相提醒,相互监督,严格交接制度和检查制度,及时发现问题,消除隐患,防止差错事故。

(2)避免坠床:危重患者需要有人陪,床挡板的正确使用,并检查床挡板状态,肢体功能障碍患者,应该使用轮椅,必须使用安全带,在运输过程中的危重患者,应由护理人员陪同。

(3)完善的安全保护措施,做到病房干净整洁,在走廊一定要有扶手,楼道内一定要清理障碍物,厕所要有扶手和应急灯,确保床边的电话设备处于良好状态,加强监督和管理,清洁工拖地板不能太湿,以保证患者安全。

(4)疼痛的皮肤状况评价:预防压疮,患者长期卧床容易得褥疮,建立翻身卡,定时翻身,必要时使用水平空气床,保持床和衣物的干净、光滑,保持皮肤清洁干燥,高蛋白质、高维生素和足够热量的饮食,保证身体的需要。

(5)医护人员一定要充分做好安全防护工作,根据患者的不同情况给予照顾,不定期对患者进行演练,知道出现危险情况怎么自救,在床尾挂"谨防跌倒"或"绝对卧床"的牌子,并挂好床栏做好防护工作。对于反复宣教不配合的患者,可专门设计《安全告知书》,详细告知,提高患者遵从医嘱的自觉性,强化医护人员重点交接班制度,让科内每个成员都了解。护理人员不定期对患者传授医护知识,让患者尽快康复,一定要了解患者的真正需要,只有这样才能真正让患者接受,完善上述措施,使患者在日常生活中引起足够重视,防止意外损伤。医护人员对患者传授医护知识一定要在尊重的前提下进行,只有跟他们以平等的地位去讲授这些医护知识,才能让他们接受。

(五)儿科患者的安全管理

1. 儿科主要安全问题

(1)烫伤:烫伤在儿科病房比较常见、多发生在1~4岁的患儿,常由于家长疏忽或监护不到位导致。据统计研究,90%的烫伤都是可以事先预防的,如开水等。发生烫伤,加重了患者的痛苦、家长的担心及经济负担。

(2)跌倒:儿科患者有不同程度的跌倒伤。如地面光滑、潮湿、积水、水果皮、病房内设施多、过道狭窄等、都可造成跌倒,还有相互碰撞,造成双方不必要的冲突。

(3)坠床:在医院小儿坠床是经常发生的事情,这与小儿喜动,好奇心强,缺乏生活经验有关。虽然有护栏,但一些家长嫌不方便,把它取下导致坠床,也有家长因疲劳过度监管不力导致坠床。

(4)失物:儿科患者特别是抢救室患者,由于病情较重,随时都有生命危险。家长比较紧张,时刻守护患儿身边,后半夜往往体力不支,稍一疏忽,不是丢钱就是丢手机等物品,造成不必要的损失等等。

2.安全管理措施

(1)确保各项规章制度落到实处,使护士认识到遵守规章制度也是一种自我保护,提高护士的自觉性,消除隐患,防于未然。鼓励护理人员在工作中讲奉献、讲协作、创一流服务。充分考虑患儿不同时期的特殊性,家属的心理需求,以患者为中心,为患者及家属解决实际问题。加强儿科知识的业务学习,定期召开护理工作讲评会,听取大家的意见和建议,结合儿科工作特点及环境要求,重新修订相应的护理规范、常规,进一步规范护理行为。

(2)建立防护措施,保持每块地板清洁、干燥,病房和通道内简化设施,调整光线,开水瓶的放置,储物柜加锁和防护栏的安装等都有一定的改变。

(3)加强儿科健康教育为落实健康教育,要求科医生轮流讲解各疾病的特点及注意事项,每周进行一次护理查房,要求责任护士在患者入院 2d 内,讲解有关疾病知识。护士长对入院 3d 以上的患者就健康教育知晓率先进行检查,对每天出院患者提前发放效果评价表,护士长每周召开一次护理座谈会,倾听患者对诊疗护理及病区安全管理方面的意见,及时改进工作,对潜在的隐患妥善处理,从而保证了护理安全。

(4)护患、家属之间真诚有效的沟通是护理人员掌握服务对象对护理服务所思、所想、所求所感的最佳途径,是良好护患关系的基础。护理人员的沟通能力,直接影响护理服务水平和服务对象安全。有效的沟通可以引起患儿的心理效应,使家属从中受到启迪并传递到社会。因此,儿科护士还需不断拓宽知识领域,掌握心理学,教育学等多方面知识,才能更好的促进安全管理工作。

(六)老年患者的安全管理

1.护理安全原因分析

(1)患者因素

①高龄、体能状态差:患者均为高龄,机体处于老化过程中,听力、视力减退、立体感差、肢体协调功能减弱。另外,老年患者关节僵硬、肌肉张力及强度减弱。导致关节运动范围缩小,行动不灵活;其次,老年人神经传导慢、大脑反应迟缓、缺乏避开危险的时效性。

②患有多种慢性疾病:老年患者均患有慢性疾病,特别是心脑血管疾病常伴有头晕、运动感觉障碍等症状,容易发生摔倒、跌伤等意外损伤。

③患者社会心理因素:患者过高估计自己的本能,或自尊心太强,不愿意麻烦护士;对病情或治疗抱失望态度,为减轻自己的痛苦和家人的负担而采取自伤行为;对意识障碍的患者监护力度不够,没有采取有效的约束,已造成患者自伤或跌伤。

(2)环境因素:病室障碍物过多、活动空间小、地面积水、病床过高、鞋底或地面滑、灯光明暗不适应、轮椅刹车未固定、卫生间缺乏扶手等均为发生摔倒、跌伤的高危因素。

(3)药物治疗因素:体位性低血压和餐后低血压是老年人高血压的特征表现之一;长期标

准剂量服用镇静安眠药物也会造成患者定向力障碍、嗜睡、头晕、共济失调等。加之老年人夜尿次数较多，夜间如厕意识模糊、步态不稳，也容易发生摔倒、跌伤。

2.护理安全管理对策

(1)应用不安全因素评估表，确定高危跌倒患者，给予针对性的防护评估。住院患者的摔倒的高危险性，被认为是预防摔倒的有效的必要性对策。护理人员对老年患者的全面情况要充分注意，细心观察，努力发现异常，以做到心中有数。对于高危的患者，医护人员需给予更多的照顾，在患者床前做标记，以引起医护人员的警惕。

(2)增强护士安全管理意识，实施保护性预防措施。老年病房的护士除落实分级护理、治疗以外，树立安全管理意识非常重要。特别是随着社会的发展，人们自我保护的法律意识增强，一旦发生意外损伤，既增加了患者的痛苦和医疗费用的支出，也易引起医患纠纷。因此，护理人员应建立安全管理意识，在确定患者具有潜在跌倒、摔伤等危险后，要立即与患者家属讲清有关要求，示范相关措施。对生活自理能力差的老年患者建议家属安排陪伴，给予生活方面的协助，常用物品放于患者易取处，护理人员定时进行安全巡视，实施保护性预防措施，将发生危险的可能性降至最低。

(3)加强相关疾病的治疗和护理，重视健康教育。先在明确诊断的前提下积极治疗各种疾病，并根据疾病特点，治疗过程，预防措施进行宣教。①高血压患者定时监测血压，严禁擅自增减降压药，服药后要卧位或坐位休息30min，餐后避免活动，叮嘱其动作缓慢，避免体位急剧改变形成体位性低血压。②对视听能力障碍的老年患者建议其选配适合的眼镜或助听器，提高视听能力。③对于糖尿病患者使用，注射胰岛素后要按时进食，防止出现低血糖反应。④对于使用镇静、安眠类药物的患者，使用前应做好宣教，如服药后出现头晕无力或走路摇晃应及时告知医护人员。⑤对于平衡障碍疾病患者，嘱其如厕时请家属陪护，若无陪护，应按传呼器由护士给予帮助。⑥对于神志模糊或定向障碍的患者加床栏，适当使用约束或专人看护。

(4)改善环境设施病房内设施合理，保持地面干燥、平坦；在浴室地面上放置防滑垫和安装扶手，让患者穿稳定性好的鞋；座椅高度应与膝关节平齐，使老年患者容易站起；在走廊、楼梯口安放座椅以备行走间短暂休息；将常用物品放于随手可取处。

(5)加强护理管理职能，加强老年患者的基础护理，要求护理工作突出一个"细"字。为防止发生意外，应定时巡视病房，观察用药后反应，保障老年患者的护理服务到位，为老年患者创造温馨的修养环境。

(6)防止患者自杀：老年患者由于各种疾病原因影响，长期患病，对生活失去信心，容易产生自杀念头。为防止患者自杀，特制定如下措施：①发现患者有自杀倾向，及时与患者家属签字，要求家属24h陪护。②每天检查窗户限开器是否完好，如有问题及时维修。③患者手边勿放置锐器类物品，如水果刀，胡须刀等。④严格交接班，班班交接患者情况。⑤患者手边勿放置过多的安眠药、麻醉药等。

(七)眼科患者的安全管理

1.眼科患者住院期间安全隐患

(1)环境因素

①新入院患者对环境不熟悉，设施摆放不当，加之视力低下，行动不便，而发生碰伤。

②暗室是眼科检查的特殊环境，眼部许多精细检查都要通过裂隙灯、检验镜在暗室内进行，为利于检查，暗室内光线较暗。同时，患者对环境陌生及视力障碍，没有适应暗环境就接受检查很容易碰伤。

③眼科患者均有不同程度的视力障碍，地面光滑、潮湿、有果皮、病房设施多、过道障碍物、灯光过强或过暗、卧床时间长等均可使患者跌倒。据报道，有患者因术后卧床时间长，在慌忙起身接电话时跌倒，导致颅底骨骨折。

（2）患者因素

①视力障碍：视觉功能损害和减退是导致意外首要原因。

②年龄因素：眼科以老年人居多，由于年老体弱，适应能力下降以及步态不稳，平衡功能较差等因素，都是导致意外重要原因。

③遵医性差：患者对疾病的认知欠缺或健康教育未落实，医嘱依从性较差，不能持之以恒的治疗而自行停药，从而影响疾病的预后。

（3）医源性因素

①无菌观念不强：在专科诊疗时，不严格遵守无菌操作规程，致院内感染发生。如行细菌性结膜炎检查治疗后不洗手；对物品未消毒；手术室执行消毒隔离制度不严发生眼内感染。

②健康教育未落实：详细到位的健康宣教能给疾病的康复带来良好的效果。此项工作如不能落实则影响预后，如青光眼术后患者一次大量饮水或长时间待在暗室就会使眼压升高，白内障术后 3 天内禁止低头拾物。如果没有及时告知患者以上内容，将会给患者带来安全问题。

③护理文件书写不规范：护理文件书写时字迹潦草、签名不规范、随意涂改、未使用医学术语，格式错误等均可能引起医疗纠纷。如视力、血压记录数据不确切，为患者检查处置后不及时记录，不能为医生提供可靠的诊断依据，也存在着一定的安全隐患。

2. 安全管理对策

（1）避免碰伤或跌倒

①病区布局要科学合理，光线柔和，加强新入院患者环境介绍，使其熟悉病区环境。

②陌生的暗室环境，加上光线不足，容易让视觉障碍的患者带来安全隐患。检查时，做到有人搀扶并协助患者熟悉的环境及设备的位置，帮助摆放体位。

（2）建立防护措施

①创造符合眼科患者生活的环境。如厕所地面要保持清洁无水迹，为患者提供坐式便器，病房夜间保持适当的照明。走道楼梯、厕所、浴室设有扶手。患者所需物品定位放置，不要随意移动，便于取用。室内走道无障碍，便于行走。

②对视力障碍者，要保持环境清洁及光线充足，有青光眼患者时及时开灯，以免引起青光眼急性发作。对双眼视力障碍者，应加强交接班，做到心中有数，重点护理。

③对于老年人尤其是患有高血压、糖尿病、冠心病等的老年患者，入院时要充分了解其病史，分析可能的危害因素及发病的前驱症状，掌握发病规律，注意观察用药反应，经常巡视病房。

④长时间俯卧位者定时协助改变体位，以使患者躯体获得休息，情绪得以放松，避免患者

过度疲劳而坠床。并提醒患者做到 3 个 30s,即醒后 30s 再起床,起床后 30s 再站立,站立后 30s 再行走,以防跌倒。因为体位性低血压是老年人晕厥和昏倒的重要危险因素。

⑤对于老年人尤其是患有高血压、糖尿病、冠心病等的老年患者,入院时要充分了解其病史,分析可能的危害因素及发病的前驱症状,掌握发病规律,注意观察用药反应,树立正确的药品观念,适量购药,减少药品贮存量进而降低剩余量。同时,加强医药卫生体制改革,坚持医药分家,加强对医疗机构及医务人员的管理,坚决杜绝大处方。

⑥加强健康教育眼科患者多视力低下,视物不清,又因老年人居多,故健康教育应采取个别及集体教育相结合的方式。疾病知识的讲座应通俗易懂,形象生动。对老年患者记忆力差应反复多次交代注意事项。同时,需做好家属的工作,更好地配合医务人员,照顾好患者的饮食起居,对重点患者要加强自我防护指导。如:视网膜脱离患者的卧床体位的临床意义及术后出院预防再次出现视网膜脱离的注意事项、青光眼及糖尿病性眼疾者要科学地安排生活饮食,坚持用药,定期复查。

第二节　新入院患者的接诊管理

新入院患者的接诊是临床护理服务的开始,护士的接诊质量直接影响患者和家属对所住科室的第一印象。因此,规范接诊内容和流程是非常必要的。通过热情周到的服务、良好有序的接诊,有助于患者及家属建立对科室医护人员的信任,建立起良好的医患关系,同时能让患者树立治疗疾病的信心。

具体措施如下:

1.患者办理入院手续后,由门诊导医护士陪送至病区。

2.病区护士接到患者住院的通知后,准备床位和用品。

3.患者到科后,护士应站起微笑,热情招呼接待患者,并送其到床上,安置患者休息,进行自我介绍及入院宣教(介绍医院、病区环境、住院规章制度、科主任、护士长、管床医生、责任护士),如重症患者到科,护士应向患者亲属介绍相关情况。

4.填写住院患者一览表、床头卡,建病历,测量生命体征,将测量的数值记录于体温单上。

5.将患者的客观情况,如护理问题、诊断采取的护理措施等详细记录在护理记录单上。

6.对危重患者和急诊患者应立即通知医生,根据病情做好相应的抢救准备。如:抢救药品、器械、吸氧、吸引装置、心电监护仪等,急诊护士送患者到病区后,病区护士应询问病情及急诊科治疗情况,仔细观察病情,并协助医生进行紧急处理抢救,并做好护理记录。

第三节　患者出院时的护理管理

患者的出院是临床医疗护理服务的终结阶段,出院前的医护工作质量好坏、出院手续办理过程中各部门配合是否协调,影响着即将出院的患者和家属对所住医院的印象。因此,规范患者出院手续办理,对保证每个环节的配合协调、有序、高效有重要作用。

具体措施如下：

1. 医生开出院医嘱，护士通知患者及家属作好出院准备。

2. 护士在护士工作站重新确认患者的所有账单已准确无误，停止患者的各种有关信息，开出通知单交给病人/家属。

3. 责任护士做好出院健康教育，交代出院带药的用法和注意事项，与疾病有关的康复、饮食、活动的知识及复查时间等内容。

4. 向患者发放疾病指导卡、出院联系卡。责任护士或护士长征求患者及家属意见。引导患者或家属办理出院手续。

5. 出院手续办好后，帮助患者整理用物，并护送至病房门口。

6. 对出院患者用物及床单位进行终末处理。

第四节 病室基本安全措施

良好的病室环境是保证医疗、护理工作顺利进行，促进患者身心康复的重要条件。为患者提供整洁、优美、安静、舒适、安全的休养和治疗环境是护士工作的责任，也是护理质量规范化管理的重要组成部分。探讨病室环境管理的具体要求及措施，对提高患者满意度及护理管理质量具有重要意义。

一、病区环境管理的具体要求

1. 和谐、安全 建立良好的人文环境及安全环境，全力预防和消除一切不安全因素，包括消除不良的情绪刺激，预防各原因所致的躯体损伤和防止交叉感染，增进护理的社会效应。

2. 整齐、清洁 病区的空间环境及各类陈设必须规格统一。布局整齐；各种设备和用物设置合理，清洁卫生。达到避免污垢积存，防止细菌扩散，给患者以清新、舒适、美感的目的。

3. 安静 根据国际噪音标准规定，白天病区的噪音不超过 38dB。安静的环境能减轻患者的烦躁不安，使之身心闲适地充分休息和睡眠，同时也是患者康复，医护人员专注投入工作的保证。

4. 舒适 病室内的温度应保持在 18℃～20℃，湿度 40%～60%，光线适宜，空气清新，生活方便，用物清洁，使患者住院期间生活安宁、惬意、心情舒畅。

5. 美观 病室布局、设施、用品应合理、整洁，走廊、墙壁，患者衣服、工作人员服装都应选择适宜的色彩。

二、病室环境管理的具体措施

（一）社会环境

1. 建立良好的医护关系 医疗、护理工作是医院工作中两个相对独立的系统，服务对象虽都是患者，但工作侧重点不同，故理想的医护关系模式应是：交流－协作－互补。有关患者的信息应及时相互交流，双方对工作采取配合、支持、协作态势，相互尊重、信任、谅解、制约、监督。

2. 建立良好的护患关系　良好的护患关系取决于护理工作者的正确医学观和道德观,护理人员应把患者视为社会的、不同心理与感情的人,而患者的心理状态又直接影响患者的治疗护理效果。因此,应尊重、理解患者,并重视患者的主诉,关心、满足患者对护理的需求。同时,充分发挥患者的主观能动性,一切治疗护理活动均应取得患者及其家属的理解。以疏导、示范的方式帮助患者适应病区环境,积极配合治疗,遵守有关管理规定和制度。

3. 建立良好的群体关系　家属的关心和支持,可增强患者战胜疾病的信心和勇气,解除患者的后顾之忧。因此,护士应加强与患者家属的沟通,互相配合,共同做好患者的身心护理。同时,应加强探视、陪伴制度的管理,督促陪伴人遵守病区管理规定,维持病室秩序。护士不得依赖陪员做患者的护理工作。陪伴率一般要求控制在 5% 左右。

（二）物理环境

1. 安静　病室内应避免噪声,积极开展保持环境安静的教育,工作人员参与加强管理,所有工作人员操作时必须做到"四轻",即说话轻、走路轻、操作轻、开关门窗轻。对易发出响声的椅脚应钉橡胶垫,推车的轮轴、门窗的交合链应定期滴注润滑油。

2. 整洁　实施 5S 管理法（五常法）,即常组织、常整顿、常清洁、常规范、常自律,保证病室护理单元、患者及工作人员的整洁。保持病区环境和病床单元整洁,病室的陈设应简单,摆放整齐,位置固定,床下不可放置杂物。

3. 舒适

（1）病室温度和湿度:适宜的室内温度,有利于患者休养及治疗。因此,病室内应备有室温计和湿度计,以便随时评估室内温度和湿度。

（2）通风:空气流通可以调节室内温、湿度,增加氧含量,降低二氧化碳及空气原创微生物的密度,为保持空气新鲜,病室应定时开窗通风换气,每次通风 30min 左右。

（3）采光室内明暗度,可影响患者的舒适度,充足的光线,可使患者愉悦,且有利于观察病情。

（4）绿化:病室内和病区走廊上可适当摆设鲜花和绿色植物,过敏性疾病病室除外。

（5）色调:病室墙壁一般上方涂白色,下方涂浅绿或浅蓝色,不宜全部涂白色。

（三）安全环境

1. 医院内可能危害患者安全的因素

（1）跌伤:跌伤是医院环境中对患者身体安全有威胁的最常见的问题之一。陌生的环境或疾病导致身体或心理方面的功能改变,均会增加患者跌伤的可能性。故病室地面应尽可能保持干燥,拖地应选择患者休息或治疗的时间,地面潮湿时,应有告知患者措施,如放置"小心地滑"指示牌。昏迷患者,应加床档、保护具。

（2）烫伤:治疗性用热、火灾均可引起患者烫伤。护士应严格执行治疗性用热的告知程序,禁用明火,防止火灾。

（3）化学性伤害:可因误食药物或清洁剂、吸入有害的气体等造成化学性伤害。口服药、外用药应有明显的区分标志,分类放置,医护人员所有操作必须严格执行"三查、七对"制度。

（4）触电:如监护仪、电源。所有的监测及治疗仪器线路应完整,电源插座远离神志不清的患者。

（5）微波：长时间在微波炉前工作可引起微波损伤，病区应将微波炉放置于通风处。

（6）X射线及放射性物质：如医疗照射。

（7）医源性感染：如输血，伤口感染等。上述病区不安全因素，均可通过科学管理予以避免。

2.预防和消除一切不安全因素

（1）认真履行安全告知义务护理人员应严格执行医院病室管理规定及安全告知程序。

（2）避免各种原因所致的意外损伤如地面潮湿，致使患者滑倒跌伤，昏迷患者坠床或撞伤等。

（3）预防医院内感染如工作人员手卫生、消毒隔离等。

（4）避免医源性损伤如粗心大意引发的护理事故、差错，服务态度欠佳，致使患者心理失衡等。

从管理角度看，病室环境既是具有特殊性质的人文环境，又是必须符合医疗、卫生原则，满足患者身心需要的物理环境，它们构成了病区环境管理工作的重心。人作为有生命的开放系统，都有延续生命必备的内在环境和围绕在其周围的外在环境，即生理环境、物理环境与心理社会环境，任何一个环境出了问题，都可影响一个人的健康。病室环境管理可通过科学管理，应事事将患者的利益放在首位，加强安全措施，才可收到满意的效果，从而不断提高护理服务质量和水平。

第五节　住院患者分级护理管理制度

一、分级护理制度简介

1.医护人员根据患者病情和生活自理能力，确定并实施不同级别的护理，并根据患者的情况变化进行动态调整。

2.分级护理分为四个级别：特级护理、一级护理、二级护理和三级护理（标记：一级护理为红色、二级护理为绿色、三级护理可不设标记）。

（1）特级护理

①具备以下情况之一的患者，可以确定为特级护理

a.病情危重，随时可能发生病情变化需要进行抢救的患者。

b.重症监护患者。

c.各种复杂或者大手术后的患者。

d.严重创伤或大面积烧伤的患者。

e.使用呼吸机辅助呼吸，并需要严密监护病情的患者。

f.实施连续性肾脏替代治疗（CRRT），并需要严密监护生命体征的患者。

g.其他有生命危险，需要严密监护生命体征的患者。

②护理要点

a.严密观察患者病情变化，监测生命体征。

b. 根据医嘱,正确实施治疗、给药措施。

c. 根据医嘱,准确测量出入量。

d. 根据患者的病情,正确实施基础护理和专科护理,如口腔护理、压疮护理、气道护理及管路护理等,实施安全措施。

e. 保持患者的舒适和功能体位。

f. 实施床旁交接班。

(2)一级护理

①具备以下情况之一的患者,可以确定为一级护理

a. 病情趋向稳定的重症患者。

b. 手术后或者治疗期间需要严格卧床的患者。

c. 生活完全不能自理且病情不稳定的患者。

d. 生活部分自理,病情随时可能发生变化的患者。

②护理要点

a. 每小时巡视患者,观察患者病情变化。

b. 根据患者病情,测量生命体征。

c. 根据医嘱,正确实施治疗、给药措施。

d. 根据患者病情,正确实施基础护理和专科护理,如口腔护理、压疮护理、气道护理及管路护理等,实施安全措施;

e. 提供护理相关的健康指导。

(3)二级护理

①具备以下情况之一的患者,可以确定为二级护理

a. 病情稳定,仍需卧床的患者。

b. 生活部分自理的患者。

②护理要点

a. 每2小时巡视患者,观察患者病情变化。

b. 根据患者病情,测量生命体征。

c. 根据医嘱,正确实施治疗、给药措施。

d. 根据患者病情,正确实施护理措施和安全措施。

e. 提供护理相关的健康指导。

(4)三级护理

①具备以下情况之一的患者,可以确定为三级护理

a. 生活完全自理且病情稳定的患者。

b. 生活完全自理且处于康复期的患者。

②护理要点

a. 每3小时巡视患者,观察患者病情变化。

b. 根据患者病情,测量生命体征。

c. 根据医嘱,正确实施治疗、给药措施。

d. 提供护理相关的健康指导。

二、分级护理制度存在的问题

1. 医护分工问题　分级护理由医生决定,通过医嘱再由护士执行。虽然能统一患者的诊疗计划,但实践证明效果并不理想。现在具体分析原因。

(1)医学教育要求与分级护理制度不相符:在医学教育中很少涉及分级护理的相关内容,绝大多数医生不甚了解分级护理的相关知识,是根据主观经验或以惯性思维提出护理级别,造成分级护理制度执行中不规范。

(2)医生认识上的偏差:有些医生对护理级别从思想上未引起重视,下达医嘱存在随意性,有的为了提高本科室收入而高开护理级别医嘱,有的为了提醒护士注意,医生随意性乱开护理级别医嘱,也从不调查护理巡视时间的准确性,导致许多护士认为分级护理只是纸上医嘱,而忽视巡视病房,一旦出现事故,家属提出疑问时就产生被动局面。

2. 护理人员严重短缺　当前我国各级医院护士缺编情况严重。刘华平等通过对 126 所二级以上综合医院的调查发现,88%的医院存在护士缺编情况,各医院普通病房实际平均床护比为 1:0.36。人员不足是使分级护理不能落实的重要原因,在短时间内护理工作内容太多,没有专门的护理人员对各级患者按分级护理要求巡视。

(1)分级护理巡视时间与实际工作的矛盾性:分级护理规定一级护理 15～30min 巡视 1 次患者,二级护理 30～60min 巡视 1 次,三级护理要求每天至少巡视患者 3 次。这样的巡视要求特别是一级护理及二级护理在目前护理人员配置下很难实现。多数病区设置 40～50 张编内病床。有的病区患者数甚至高达 70 人,编内病床一级护理占 1/3,护士巡视一次病房,都不止花 15min,而且需要严密观察患者的病情。巡视时间要求更短。而夜间过于频繁的巡视无疑会影响患者的休息。故分级护理对巡视时间的规定是不切实际的。许多医院在白天对患者的定时巡视基本上是通过输液巡视的方式顺便完成的。

(2)输液巡视作为特殊巡视形式的利弊分析:输液巡视是对正在静脉输液的患者进行巡视,包括观察患者的输液、病情等情况,有无发生不良反应,输液是否顺利。调整输液滴数,最后签写输液巡视卡,对患者提出的有关药物的疑问给予解释,一般有辅助护士来完成。输液巡视不分护理级别。正在输液的患者均为巡视对象。在当前一级护理患者增多,护理人员配备不足的情况下,输液巡视就成为临床工作中特殊而普遍的巡视方式。输液巡视对病情危重的患者显然不够及时,而对于病情稳定的患者二、三级护理患者却有些浪费人力。作者认为它无法替代分级护理制度对患者实施更全面地巡视要求。

3. 患者需求下护理专业发展要求不断提高　随着生活水平的提高,患者不仅需要治疗疾病,还需要人文关怀。患者不仅需要舒适的环境、高超的护理技术,还需要了解相关疾病的预防、康复知识。所以,在护理工作满意度方面,沟通、健康教育及指导深受患者的欢迎,但花费了护士很多的时间和人力。

4. 护理分级与病情不符　根据护理分级指导原则的规定,分级护理通常分为四个级别:特级护理、一级护理、二级护理和三级护理。

特级护理负责病情危重的患者,或随时可能发生病情变化需要进行抢救的、重症监护的患者,各种复杂或者大手术后需要严密监护病情和生命体征的患者及其他有生命危险、需要严密看护生命体征的患者。

一级护理负责病情趋向稳定的重症者,手术后或者治疗期间需要严格卧床、生活完全不能自理(部分自理)且病情不稳定的患者。

二级护理负责病情稳定、仍需卧床的、生活部分自理的患者。

三级护理负责生活完全自理且病情稳定的,处于康复期的患者。

在实际的护理工作中,因分级护理由医生决定,而部分医生对分级护理的适应征和具体指征了解不深,因此常根据患者病情潜在危险确定护理级别,而不是严格按照分级护理制度的要求确定护理级别。这样常导致护理级别不符合患者病情需要,本需一级护理者,医生按二级护理处理,给护理工作造成了潜在的安全隐患。

三、加强分级护理制度的措施

1. 加强医护人员护理学知识培训　针对当前分级护理操作不规范的现象,应对临床医生进行必要的、深入的护理学培训,使其能准确把握患者的病情和指征,从而实行恰当的分级护理。在下达分级护理医嘱时,医生需与主管护士进行沟通,根据患者实际需要确定恰当的护理级别。护理人员也需不断提高自身护理专业知识水平,能够根据患者病情和体征变化确定护理需要,提高自身对护理等级的判断能力。

2. 实行连续排班方法　加强分级护理制度管理还可以通过实行护理人员连续排班制度,以解决当前护理人员缺乏、工作量大,隐患多的问题。对护理人员按分级管理,实行护士长-高级责任护士-初级责任护士-助理护士四个层级管理结构。采用"APN"连续排班方法。A班设置高级护士1名,初级护士2名和助理护士2名;P班设置高级护士1名,初级护士1名,助理护士1名;N班设置高级护士1名,初级护士1名,助理护士1名。各班护理人员按资历实行分级责任制管理,护士长负责根据医嘱的级别确定护理项目,制订、实施和评价护理计划。主管护士负责根据医嘱的级别确定护理项目和患者的用药和治疗工作,助理护士负责基础护理及患者的生活。

3. 加强护理分级制度落实的监督和管理　为督促护理分级管理制度的实行,有必要加强监管力度,检查护理分级管理制度的遵守和执行情况,尤其是护理细节的执行情况。要求特级护理工作要做到:密观察患者病情变化,监测生命体征;根据医嘱,正确实施治疗、给药措施;准确测量出入量;根据患者病情,实施基础护理和专科护理,如口腔护理、压疮护理、气道护理及管路护理等安全措施;保持患者的舒适和功能体位,并应在床旁交班。

一级护理工作内容:每1小时巡视,观察患者病情变化;根据患者病情,测量生命体征;实施治疗、给药措施;实施基础护理和专科护理及安全措施;提供护理相关的健康指导。

二级护理内容:每2小时巡视,观察患者病情变化,实施治疗、给药措施及基础护理等。

三级护理内容:每3小时巡视,观察患者病情变化,实施治疗、给药措施及基础护理等。

四、对我国的分级护理制度的建议

1. 改进我国现行的分级护理制度　参照日本的分级护理模式,将护理分为病情观察和生活护理两部分。保留现有的分级护理制度,由资深护士再将每一级等级分为 A、B、C 共 3 个子级别。在医嘱定为一级护理的患者中,将需要注重密切观察病情的分为 1A 类,将注重提供生活照顾的患者分为 1B 类,将既要密切观察病情又要提供生活照顾的分为 1C 类。同样将其他级别的护理也分为 3 个子级别。护理级别由责任护士确定,患者住院后 2～3d,责任护士再一次对患者进行评估,如有变化,则以后一次评估为准并调整相应的护理措施。此护理标准比较客观,涵盖了患者心理、治疗情况、病情观察等方面的内容,原则性和可操作性均较强,有利于保证护理质量。

2. 分级护理制度的内容需要修改　将护理费分为重症监护、特级护理、一级护理、二级护理、三级护理费用。分级护理制度须从级别的划分、病情依据到临床护理要求均作出适当修改。以更好地指导临床护理工作。

分级护理制度中,巡视病房的时间应作恰当调整针对当前分级护理巡视时间不切实际,可操作性差的状况。有专家建议一级护理 1～2h 巡视患者 1 次,二级护理 2～4h 巡视 1 次,三级护理每日巡视 4 次。随着对护理质量要求增高,护理内容增多,分级护理制度中巡视病房的间隔时间应做适当调整。

3. 合理配备护理人员资源　充足的人力资源是保证各项护理措施落实到位的基本条件。所以,分级护理的真正落实,依赖于增加护理人员的投入,依赖于护理人员的合理使用;其经济保障应来自政府的财政补贴、护理收费的合理增加。

4. 建议临床科室建立巡视记录卡　巡视卡可集输液巡视、分级护理巡视,翻身卡于一体。既可以有效落实输液巡视制度、分级护理制度和预防压疮的措施,又能使护理工作量化,便于质量监督和控制。使护士服务更加主动、到位。

五、展望与设想

1. 护士制定护理等级标准,促进护理措施的落实　分级护理是护士为患者提供服务的依据,应由护士通过护理评估来确定,并以护嘱的形式下达分级护理等级比较合适,如香港医院的护理级别由护士确定,分为四级,Ⅰ级护理要求最低,Ⅳ级护理要求最高,护理标准涵盖了患者心理、ADL、治疗情况、病情、观察等方面的内容,原则性和操作性均强,既有利于保证护理质量,又避免引起护患纠纷,值得我们借鉴。

2. 加强医护协调,共同制定制度　在目前护士严重缺编的情况下,鲁梅丽等考虑将病情护理级别与生活护理级别分别开具,由医生根据患者病情轻重缓急确定病情观察级别,并对护理内容细化,由护士完成各项观察内容及护理技术操作;而由护士开具的生活护理级别由从陪护公司请来的陪护人员协助护士完成,如为患者洗脸、洗脚、洗手、擦澡、更单、协助大小便等,使护士有更多的时间、精力去护理患者、观察病情及时落实护理措施,保证基础护理落实到岗,服务到人。

公示分级护理的标准,规范护士行为,提高护理质量。

为满足患者需求及适应当前形势,开展护理级别公示制。向社会公示各级别护理常规要求,由患者监督和评价护理质量,进一步规范护理行为,对提高护理服务质量,更好地满足患者的身心需求,有很好的促进作用,但全面推行等级护理服务公示也存在难点。

合理配置人力资源,保障等级护理服务质量。

合理配置人力资源是保障一级护理服务质量的关键,Aiken等的研究结果显示,护患之间的比例与外科患者的死亡率以及护理人员的辞职情况高度相关。张玲娟等对等级护理标准操作时间与实际操作时间的进行测量分析发现,目前临床护理人员编制不足,工作超负荷,为了完成各项护理工作,护理人员不得不加快操作速度。简化操作流程,实际上对真正提高护理质量是无益的。这和Feldstein研究护理操作时间并不是越短越好,每一项护理操作应规定一定的标准时间范围,若片面追求效率,降低成本,势必造成护理质量的滑坡。因此,应根据不同病区、不同病种、不同护理等级合理配置人员,才能真正保障等级护理的服务质量。

综上所述,目前我国的分级护理实施与先进国家相比存在一定的差距,并且在临床的实践中出现了诸多不足之处。能否通过护士长带领护士与主管医生沟通交流,改革及完善护理等级的划分,如将分级护理的患者分划分更详细,相应的护理措施更具体化,使护理质量得到真正提高,让患者更满意,并更合理的利用人力资源,值得护理管理者探讨和研究。

第六节　药品安全管理

患者医疗安全是我国政府、世界卫生组织及世界各国医疗卫生事业最重视和关心的议题,也是目前全社会关注的焦点之一。通过国内外文献检索及实地调研,可以发现在一些发达国家和地区都开展了专门针对高危药品的安全管理研究,研究表明加强对高危药品的管理可以明显提高患者用药的安全性。目前,国内的医疗机构对药物安全使用都非常重视,但还没有确立高危药品的明确概念,对于如何提高临床医护人员对用药安全的认识,建立规范化的用药安全管理制度和标准化的给药程序,确保患者用药安全,也缺乏相应的管理制度和标准规范。

随着社会物质文化生活水平的不断提高,广大群众的健康意识也随之增强,对关系自身健康的产品质量与安全尤为关注。药品在保障人类健康方面发挥着非常重要的作用,药品的安全程度直接关系人民群众的身体健康和生命安全。

一、药品安全管理概述

1.正确理解药品安全的含义　药品安全是一个相对概念,所谓安全的药品绝不是零风险,俗话说"是药三分毒",人们普遍认为安全的药品事实上也会存在一定风险。要想完全消除药品风险是不现实的,药品安全管理的目标只能力求将风险控制在现今科学、经济、社会发展的历史背景下人们可接受的水平。

2.药品安全风险的复杂性　药品安全风险是药品固有属性,贯穿药品上市前和上市后整个生命周期,具有社会性、广泛性和不确定性,应对和防控药品安全风险是一项长期的、艰巨而复杂的系统工程。药品风险管理决不仅仅是政府的责任,涉及药品研发、生产、经营、使用、监管等各个环节,需要政府、企业以及公众的广泛参与,各尽其责,共筑药品安全网。

3.药品安全管理的本质　药品安全管理的本质是通过一系列管理措施,实现药品风险最小化和效益最大化。药品安全管理的过程,就是预防和控制药品风险的过程,如果实现了药品风险最小化,也就保障了药品安全的最大化。

药品安全性问题具有社会问题的性质。社会问题是在一定时期和一定范围中产生和客观存在的,影响(或妨碍)社会生活和社会功能,引起社会普遍关注并期望予以解决,且需要和只有以社会力量解决的社会失调现象。目前,我国正处于工业化、城市化和国际化的发展时期,经历着从计划经济向社会主义市场经济的转变。在剧烈的社会转型期,药品市场经历着从传统管理到现代管理的转变,在转变过程中,各种矛盾和问题逐步暴露出来。近年来频发的药品安全事件正是这个时期药品安全问题的集中体现。

二、我国药品安全现状

1. **药品安全不容乐观** 近年来,我国药品安全监管法规不断完善,药品研究、生产、经营管理的规范化认证工作不断深入,加之政府及相关监管部门不断开展药品安全专项整治行动,使药品安全形势有所好转。但是,我国正处在药品安全事故高发期,药品安全形势依然不容乐观,"齐二药""欣弗""鱼腥草注射液"等接连发生的严重药害事件,暴露了影响药品安全的一些深层次问题尚未得到解决,说明我国药品安全监管体系仍处于逐步建立和完善的过程中,在药品风险管理意识和配套机构的建设、法规和规章制度的完善等方面还需要做大量工作。

2. **药品安全工作面临机遇和挑战** 一系列严重的药害事件,给人民群众的生命财产造成重大损失,产生了非常恶劣的社会影响,这是我们不愿看到的。但同时,也正是这些事件,充分暴露了我国药品安全管理方面存在的主要问题,引起了党和政府对药品安全问题的高度重视,各级政府已将保障人民群众用药安全列为一项重要的工作职责。政府的高度重视以及社会的广泛关注,是全面深入开展药品安全监管工作的重要前提,这为药品安全监管工作提供了非常难得的发展机遇同时也带来前所未有的挑战。

3. **药品安全风险分析** 药品安全风险主要包括药品质量问题导致的安全风险,如"齐二药""欣弗"等假劣药事件;不合理用药导致的安全风险,如抗菌药物滥用造成二重感染、多重耐药菌感染等;合格的药品在正常用法用量下出现的安全风险即药品不良反应,如20世纪60年代发生的震惊全球的"反应停事件"、青霉素治疗过程中发生的过敏性休克等。

(1)药品质量问题:由于药品质量问题引发的"齐二药""欣弗""广东佰易"等重大药害事件,进一步证明了药品质量安全风险主要源于药品生产环节。国家食品药品监督管理局网站公布的数据显示:我国现有药品生产企业6693家,生产企业规模仍以中小型为主,制药企业"多、小、散"的状况并没有得到根本改善,企业管理水平参差不齐。尽管我国将GMP认证作为药品生产企业规范化生产的准则,以保证企业生产出质量可靠的药品。但事实证明,许多药品生产企业尚不能正确认识和理解GMP认证的内涵,一旦通过GMP认证就万事大吉,并未在药品生产过程中切实执行GMP的有关要求。同时,一些生产企业社会责任缺失(甚至是最基本的社会责任—提供安全的产品),而将盈利作为企业追求的唯一目标。2006年5月发生的"齐二药"事件,波及8个省份,导致11人死亡,其教训是惨痛的。

(2)不合理用药问题:合理用药就是以当代系统的医学、药学、管理学知识,合理地使用药品,以符合安全、有效、经济的要求。理想的药品治疗是使患者以最低的用药风险和最少的经济投入,获得最佳的治疗效果。而实际诊疗过程中,由于受医务人员医药学知识欠缺、责任心不强、医德医风不正等诸多因素影响,不合理用药情况非常严重。世界卫生组织调查指出,全球有 1/3 的患者死于不合理用药,而并非疾病本身。资料显示,美国 1966—1996 年发生严重药品不良反应占住院患者的 6.7%,其中致死者占 0.34%,居死因第四位;国内 9 所综合医院住院死亡病例的调查表明,200 例死亡病例中至少有 22 例是由于不合理用药所致。另有数据表明,我国用药者中不合理用药占 12%~32%,抗菌药滥用情况尤其严重,合理使用率不足 50%。另外,临床扩大激素适应证、注射剂使用过度、中药化学药混合使用等不合理用药情况也非常严重。

三、病房药品管理制度

1.病房内所有基数药品,只能供住院患者按医嘱使用,其他人员不得私自取用。

2.病房内基数药品,应指定专人管理,负责领药、退药和保管工作。

3.每日清点并记录,检查药品数量及质量,防止积压、变质,如发现药品有沉淀、变色、过期、标签模糊时,立即停止使用并报药房处理。

4.抢救药品必须放置在抢救车内,定量、定位放置,标签清楚,每日检查,保证随时急用。

特殊及贵重药品应注明床号、姓名,单独存放并加锁。需要冷藏的药品(如:冻干血浆、白蛋白、胰岛素等)要放在冰箱冷藏室内,以保证药效。

5.患者个人专用的特殊药物,应单独存放,并注明床号、姓名,停药后及时退药。

四、安全用药管理规定

1.遵医嘱及时准确给药。

2.用药时严格执行"三查八对",准确掌握给药剂量、浓度、方法和时间,认真核对患者姓名、床号、药物名称、必要时让患者自述姓名。药物做到发药到口,防止存留。

3.注射药物需两人核对,静脉药物在药瓶上应注明患者姓名、床号、药物名称、药物剂量、用法。用药后应观察药效和不良反应,如过敏、中毒等反应立即停药,报告医生给予对症处理,做好护理记录,并在病历、床头牌、治疗本上做好过敏标志,封存输液瓶,与药检科联系送检。

4.掌握药物作用、不良反应及注意事项。特殊用药及新药应认真阅读药品说明书,高危险药品加药前应做到二人再次核对药品的名称、剂量、用法等。

5.用药知识的健康教育,向患者介绍药物名称、作用及注意事项,掌握正确的用药方法。

五、高危药品的管理

(一)高危药品的定义

2000 年,ISMP 首次正式提出高危药品(high—alert medi—cations,也有译为"高警讯药品或高风险药品")的概念,即"由于使用错误而可能对患者造成严重伤害的药品"。虽然错误使用这些药品不会比误用其他药品常见,但其后果却严重得多。ISMP 最初确定的前五类高危药品分别是:胰岛素制剂、安眠药及麻醉剂、注射用浓氯化钾或磷酸钾、静脉用抗凝药(肝素)和高浓度氯化钠注射液。

目前,很多国家和地区的医疗机构都建立了高危药品管理制度,每所医院都有符合本医院实际的高危药品目录清单。但我国医疗机构普遍还没有确立高危药品的概念,虽然也有学者提出要加强高危药物的管理,如张波等明确提出高危药物管理和风险防范是医院所面临的重大课题,已有研究人员在病区率先开展高危药品的针对性管理工作,但整体而言,尚缺乏相应的管理制度和操作规范。医务人员通常都有高危药物意识,但概念不够明确,如有的医务人员认为高危药品即本身毒性大、不良反应严重的药品;也认为高危药品是指药理作用显著且迅速、易危害人体的药品;还有的甚至将注射剂、中药注射剂称为高危药品,因其给药方式使药物直接进入组织或血液中,吸收快、作用迅速且有的用药量大,更具有危险性。国际医院管理标准(JCI)中并未区分高风险(high-risk)或高警讯(high-alert)药物,即都指高危药品。

下列药物为 2008 年 ISMP 公布的 19 类高危药物。

1. 肾上腺素激动剂,Ⅳ,如肾上腺素。

2. 肾上腺素拮抗剂,Ⅳ,如普萘洛尔。

3. 吸入或静脉麻醉药,如丙泊酚。

4. 抗心律失常药,Ⅳ,如胺碘酮。

5. 抗血栓药(抗凝剂,如华法林)。

6. 心脏停搏液。

7. 注射用或口服化疗药。

8. 高渗葡萄糖注射液(20%或以上)。

9. 腹膜和血液透析液。

10. 硬膜外或鞘内注射药。

11. 口服降糖药。

12. 强心药,Ⅳ,如米力农。

13. 脂质体药物。

14. 中度镇静药,Ⅳ,如咪达唑仑。

15. 口服或小儿用中度镇静药,如水合氯醛。

16. 阿片类镇痛药,Ⅳ,经皮及口服。

17. 肌松剂,如维库溴铵。

18. 造影剂,Ⅳ。

19. 全胃肠外营养液(TPN)。

(二)高危药品的管理措施

1. 针对高危药品建立医、药、护三位一体的管理组织　医疗质量和医疗安全是医院工作的核心,一线医务工作者需积极探索新形势下的医疗运作和安全管理机制。针对高危药品的管理,建议可由药学部门牵头、联合护理部及医务处或科共同发起,由医院药事管理委员会组织制定高危药品管理制度、高危药品目录和干预措施,对高危药品实行规范化管理,并负责相关资料宣传和整理及高危药物管理制度的落实和监督,做好药物不良事件收集和处置等工作,并及时做好信息反馈,完善管理制度建设以确保工作的有效开展。

2.建立高危药品目录并明确具体品种及注意事项　鉴于高危药品的高风险性,应根据本医院具体用药的情况,确立高危药品的种类和目录,加强这类药品的管理。其目的就是使药师、护士及医生了解该类药品潜在药害风险和使用、保存注意事项,重视风险控制。

3.建立高危药物管理制度　结合本医院实际制定高危药品目录和管理制度,其主要内容如下:一是参考 ISMP 的分类,由药剂科、护理部及医务科等相关部门共同制定适合各自医院的高危药品目录;二是建立高危药品的清单、摆放及储存原则、管理原则、使用原则及标准化操作规程,同时做好倡导教育工作;三是医生在开具高危药物时,要重视风险评估,电脑系统应有明显警示,如以斜体放大字号显示;四是凡属高危药品,调配发放和使用要实行双人复核,在给药时,严格执行给药的"5R"原则,即患者对(fight patient)、药品对(fight drug)、剂量对(fight dose)、给药时间对(fight time)、给药途径对(fight route),以确保正确给药;五是病区原则上不储存氯化钾等高浓度电解质注射剂;六是药剂科应根据院内药品变动及医疗需求及时更新高危药物目录和注意事项;七是新引进高危药品要经过充分论证,引进后药剂科要及时将药品的风险、使用注意事项,用法用量等信息以书面形式告知全体医务人员,使之人人知晓,防患于未然。

4.组织医务人员进行高危药品知识及技能培训　应及时组织高危药品知识培训,特别针对直接操作或接触高危药品的医生、药师和护士进行高危药品概念及其可能产生的不良后果、临床用药安全、风险意识、注意事项等内容的宣教和培训。如开展抗凝剂和胰岛素的临床使用要点、化疗药物外渗的预防及处理等相关技能培训,使医务人员牢记该类药品潜在风险和注意事项,同时制订高危药品风险告知流程,在使用此类药物时向患者告知潜在风险,减少因沟通不佳而带来的医疗纠纷。

5.建立药品安全管理考核机制　目前,关于医院综合效益及医护质量评价的研究和关注比较多,但对医院药品治疗质量评价和考核尚不多见,把高危药品安全管理纳入到质量考核体系中,把高危药品的管理提高到安全用药风险管理药品的地位来看待,对于引导医院全体药学管理者与实践者加强医院药学工作质量管理、促进药物合理应用、确保患者安全用药都会有积极的意义。对检查中发现的问题及时改正对改进效果进行不定期的再抽查,并在临床护理实践中不断改进和完善,制定出比较完整的高危药品管理制度和给药操作程序,以确保患者用药安全。

第四章　医院科研管理

第一节　医院科研管理概论

一、医院科研管理的意义

医学科研是医学科学发展的主要动力。医院要在市场经济环境中持续发展,必须依靠科技进步和创新来提高医院的综合竞争力。医院科研管理是对医学领域的科学研究和技术活动的管理,是运用计划、组织、协调、控制等基本手段,是对人、财、物、信息等有限资源进行合理配置,发挥最高效率,最大限度地实现研究任务,为医院的科研创新和可持续发展打下坚实基础,促进医疗技术和医疗质量水平不断提高的管理活动。

1. 医院开展科教管理,有利于医疗水平和服务质量的提高。日常医疗工作任务繁重,医务人员的主要时间和精力用于临床工作,他们的继续教育和外出进修、深造不能完全落实。教学师资力量比较薄弱,高质量的教学人才不多,科研意识不强,气氛不浓,科技成果少。医院开展科教工作,就要使医疗工作规范化、正规化和标准化,使各种临床资料更为完整。医生要进行科研教学,就要学习理论,使理论与实践相结合,不断提高医疗水平,并使医院加强学科建设、人才培养、设备更新、新技术引进,以促进医疗,提高医院诊疗水平和服务水平。

2. 医院开展科教管理,有利于临床科研工作的开展和医学人才的培养。目前,医院开展科研教学工作,就需有一支结合临床工作的教师队伍,以保障临床科研工作的开展和医学人才的培养。医院在参与医学院校培养高级医疗人才和医院职工的继续教育工作中,可以不断优化自身的人才队伍;也因为教学相长,医院的管理人员由于参与了医学生的教育管理,而不断提高自身的管理素质;医院的医务人员参与了临床教学和实习带教,不断提高自身的专业素质和医德医风;医院的科教管理为医院的医技人员提高医疗水平提供了支点,为医院的人才建设搭建了必要的平台。

3. 医院开展科教管理,有利于增强医院的综合竞争力。医院的科教水平是医院综合竞争力的重要影响因素。医院是典型的知识密集型的服务行业,防治各种疾病,提高卫生服务质量,都离不开医学科技发展和创新。实施科教兴院可以通过创新,提高医院的管理能力,促进医院内涵发展,实现医院可持续发展,增强医院在新形势下的竞争优势。

4. 医院开展科教管理,可以促进国内外学术交流与合作,提高学术地位。科教管理的开展,使医务人员了解最新的医学动态、发展方向,及时地获取最新的医学信息和医疗技术。通过不断地开展高水平的医学研究,将研究成果通过各种形式进行学术交流;参与这些交流合作,可以促进医院医疗水平的提高,在社会上扩大医院的知名度和影响,提升医院学术地位,为医院谋求更好的发展奠定基础。

二、医院科研管理的特点

医学科研的对象是人,人既具有生物属性,又具有社会属性,因而医学比其他自然科学更复杂。它包含明显的生物、心理、社会因素。医学科研除了一般科研所具备的特点外,由于其研究的对象不同,还有独有的特点。

（一）安全性

医学科学研究是探索人类生命本质及其疾病与健康关系的科学,以人为研究对象是医院科学研究的重要特点之一。因此,要求科技人员必须具有崇高的职业道德和严谨的科学作风,符合伦理原则,保证安全可靠,绝不允许直接或间接地损害他人的健康。凡涉及人体实验,必须在严肃的道德准则和严格的法纪规定下进行,国际上通用的"人体试验准则"、我国国家食品药品监督管理局的《药品临床试验管理规范》等均对人体试验均进行了严格的规定。

（二）复杂性

医学科研的安全性,大大增加了医学科研的复杂性。如临床研究,需制订一系列的试验原则、范围、设计方案、道德规范甚至法律等;动物实验研究要制造某种病的动物模型;临床试验还要关注人体的精神心理状况、生理活动和疾病过程受到社会因素的影响等。医学研究的复杂性,需要医学科研人员在制订研究计划、考虑研究方案时细致周密,以确保研究结果的准确性与科学性。

（三）社会公益性

医学科研的目的是保护人类健康,是直接为社会生产力中最重要的因素——劳动力服务的,同社会生产有着直接的联系,属于社会公益性事业。社会效益是目前医学科研的主要目的,它面向社会、服务社会、造福人类。在医学模式和疾病谱发生根本转变的今天,新的医学基础理论、新的诊疗技术与方法、新的药物与仪器正在不断地向人类提供新的医疗保健措施。

（四）多学科交叉性

当代医学科学发展趋势,一方面进一步分化出许多精细的学科,另一方面学科之间相互交叉渗透不断形成新的学科,如细胞分子生物学、生物医学工程学等。医学科学研究正是顺应着这种趋势出现了多学科的渗透,生物学、工程学、物理、化学、环境、社会心理等广泛地渗入医学研究领域,不仅大大提高了基础医学的研究水平,同时对临床医学研究产生了巨大的影响。一项重大的科研项目,需要多个学科的联合,形成优势互补、突破创新,只有这样才具有竞争力。

三、医院科研管理的内容

（一）医院科研的组织管理

医院科研无论是对医药科技人才的培养,还是对医院科技水平的创新,都会对医疗质量的提高、社会效益和经济效益的增长、核心竞争力的提升产生重大影响。同时,医院科研也是国家科技创新、科技发展的重要方面。而完善的科研组织管理,则是医院的基本保障。

1.医院科研的组织与领导

(1)确立医院科研领导体制:医院除有一名副院长分管科研工作之外,还应根据医院规模大小,设立科研处(科教处)或科研科(科教科)为职能部门。其主要职责是认真贯彻"科教兴国,科教兴院"的方针及国家有关发展科学技术的政策,在抓好医院日常的科研工作外,结合医院的实际,以学科建设和人才培养为宗旨,协助院长组织制订医院的科研规划,建立健全科研制度,创造科研条件,合理协调科研力量,组织科研协作,抓好人才培养和管理,充分调动科技人员积极性,采用先进的管理方法,提高科研工作的效率和质量。

(2)成立学术委员会:学术委员会负责医院科研课题申报前的评审与咨询,提出改进的意见与建议,论证科研机构和各种科研活动方案。学术委员会由医院内学术造诣较高、才学出众、品德高尚的专家组成,人数一般为9~11人。

(3)设立伦理委员会:伦理委员会或伦理小组负责论证医学科研中有关涉及人体实验方面的伦理学问题。伦理委员会由5~7名医学专业人员、行政人员和至少1名非医学专业技术人员组成。伦理委员会的工作以《赫尔辛基宣言》为指导原则。在临床科研中,凡经过动物实验后应用于人体的新药物、新技术、新材料及有关基因工程和器官移植等方面涉及的伦理学问题都应经伦理委员会审定后,严格按国际上共同遵守的"人体试验准则"及其他有关规定,经受试者同意后,计划周密地进行必要的人体试验。

2.医院科研机构建设

(1)研究所:研究所是医院的大型研究机构,需经上级主管部门审批同意方可建立。建立研究所条件是:必须有一支实力较雄厚的学术队伍,具有承担国家级或至少为省、市级的科研项目的能力,有必备的科研设备和实验条件,研究方向必须符合医院学科发展方向。研究所规模一般30~50人,多数科研人员是专职或以科研为主,组织管理上设单独建制,但体制上由院长统一领导。

(2)研究室:研究室是医院附设的小型研究机构,相当于专业科室。作为医院的研究室应具备研究的基本条件:一定的科研人员、专用的仪器设备、科研病床和经常性的科研经费;有明确主攻方向,既要完成当前的科研任务,又要符合长远的发展方向。

(3)研究组:它是根据科研任务的需要而临时组织的,人员组成可以跨科室、跨单位,要求人员精干、结构合理。研究组完成课题后自行解散,这是各级医院一种主要的科研组织形式。

3.医院科研的条件 医院科研条件包括科研人才、科研基地与场所、实验室技术装备及科研经费。积极创造科研条件是完成科研任务的基本保证。只有将人、财、物这三个必不可少的要素有机地结合起来,通过科学的组织管理才能有效发挥各自的作用,产生较大的效益。

(1)科技人员:科技人员的质量和数量,是关系到医院科研工作能否顺利开展并取得预期成果的首要条件,是衡量医院科研实力的重要标志。按照科技"以人为本"的原则建立一支老中青梯队合理的科研队伍,发挥各自的最佳效能。充分发挥学有所长的专家、教授的作用,指导并培养年轻的一代。医院通过实践与考核,对德才兼备的人才进行大胆选拔与培养,重点扶植,为他们创造条件,使他们能脱颖而出。

(2)科研基地与场所:医院科研除了临床研究外,实验研究占有相当重要的地位,这就需要设科研实验室、动物实验室和科研病房。①科研实验室的设置应既有利于科研工作,又考虑临床医疗共用的可能性,做到布局合理,人力、物力集中,设备配套。规模较大的医院可以采取集中与分散相结合,以集中为主,设置中心实验室,大型通用仪器设备集中使用,个别专科根据需要增设专科实验室作为补充;而规模小的医院以只设中心实验室为宜。②动物实验室是医学科研工作必不可少的基本条件。新的手术方法的确立、新药研究、疾病模型的建立等,都需先在动物身上进行实验,并且实验动物质量将直接影响到研究结果的科学性和可靠性。医院动物实验室及动物饲养室设备条件和管理好坏,是反映一个医院科研质量的重要指标。③设置适当的科研病房和病床,收治符合要求的病种,建立详细的病例档案,以便进行系统观察和科学研究。

(3)实验技术装备:包括仪器设备、材料、药物、试剂、实验动物等。

(4)科研经费:科研经费是开展科研的基本保证。医院应有战略意识,充分发挥优势,组织科技人员协作攻关,提高竞争力。为此要多渠道争取科研经费,加大对科研的投入,同时每年拨出一定数量的专项经费保证科研与学科建设。

(二)医院科研的业务管理

医院科研业务一般要围绕科研的选题、申请、实施、总结、鉴定、报奖、推广等基本程序进行,以保证科研顺利开展,达到出成果、出人才、出效益的目的。科研业务管理内容大体包括计划管理、过程管理、成果管理及科技档案管理等方面。

1.科研计划管理

(1)医学科学技术预测:医学科学技术预测是搞好科研规划和计划的前提。主要预测的依据是:当前国内外医学技术的进展情况;不同国家医学技术发展的现状和趋势;跨部门、跨学科的综合性技术课题的发展状况。

(2)科研规划:医院根据国家和上级机关的科研规划,在做好预测的基础上,根据医院条件和特点制订本院的短期、中期规划。①确定医院科研结构。确定拟承担国家计划、部级计划、省级计划,地级计划、单位级计划的比例和任务。②确定科研部类比例。确定拟承担课题中的医学基础理论研究、应用研究和发展研究的比例。③确定科研学科比重。确定哪些临床或基础学科参加科研工作,以及它们在科研任务中所占的比重。

(3)年度计划:医院科研年度计划就是每年全院年度科研项目的综合实施计划,以及与科研实施计划有关的各项工作计划。它要求以科研具体项目为中心,分别列出每个项目的管理级别、所属类别、年度目标、参加学科和单位、实际开展的研究课题、科研人员、所需条件和要求等。

2.科研过程管理

(1)指导设计、审查评价:课题设计的评价是科研工作过程中的一个重要环节。通过同行专家对设计书或标书的评议,可以使科研设计更加完善、合理,也可以帮助行政部门在确定项目时减少片面性、盲目性和重复立题,以保证科研质量。为此,一般要组织课题设计或标书的报告评审会,必要时进行学术答辩。

开题报告:①研究者报告研究课题设计的全部内容及预试验的结果。对课题的理论价值、技术价值、实用价值、经济价值等进行论证。②对参加本课题工作的主要研究技术人员的配备及其业务能力做简要说明。内容包括:简要资历,过去工作成绩;业务专长,在研究过程中担负的任务;对仪器设备、实验技术掌握的程度。③已具备的科研基础和条件,说明与之相关课题的研究积累或成果情况及已具备的仪器设备等基本条件情况。

同行评议:①对该课题的目的性、先进性、实用性和可行性的论证是否充分。②研究方法、步骤是否得当。③研究条件是否具备。④经费、物资核算是否合理。⑤预期结果能否实现。

有下列情况,该课题不能或暂不能进行:①在理论上或实用上没有重要意义。②低水平重复性课题。③对国内外情况了解不够。④设计不周密、不合理,研究设想依据不足,研究方法及途径难以实现。⑤关键性的条件在预期内不能落实。

(2)落实计划、明确职责:课题负责人对课题的完成负有全责,要认真做好课题组织、指挥、协调工作,严格掌握课题进度,合理安排经费使用,负责对课题进行小结、总结和汇报及组内人员的指导与考核,建立一套共同遵守的规章制度,以保证研究工作有条不紊地开展。医院科研管理部门是课题完成的保证单位,应负责监督、检查课题执行情况及课题的验收工作,并协调解决课题执行过程中出现的各种矛盾与纠纷。

(3)定期检查、掌握进度:为了全面掌握课题执行情况必须建立研究工作检查制度,检查的目的在于及时了解情况、及时发现问题和解决问题,这是保证科研计划顺利进行的有效手段。对课题计划的执行情况进行检查,内容包括计划实施、条件落实、经费使用状况及遇到的困难等,以便及时协调解决。

(4)按期结题、及时验收:课题按规定时间结束后3个月内,管理部门应督促课题责任人认真撰写出科研课题结题报告。报告内容包括结题简表(研究概况)、研究内容及研究简要经过、取得的主要成果及意义、达到的主要技术经济指标、对研究成果的评价和建议、完成论文论著目标、经费使用结算等。

3.科研成果管理

(1)成果鉴定

成果鉴定指有关科技行政管理机关聘请同行专家,按照规定形式和程序,对成果进行客观公正的审查和评价,正确判断科技成果质量和水平,加速科技成果推广应用。成果鉴定必须具备以下条件:①全面完成科研合同、任务书或计划的各项要求。②技术资料完备,符合科技档案要求。③应用性科研成果必须出具应用推广单位证明。④实验动物必须具有合格证书。⑤基础性研究成果一般需论文发表后方可申请鉴定。

(2)成果鉴定形式

①专家鉴定:有会议鉴定和函审鉴定两种方式。a.会议鉴定是由同行采用会议形式对科技成果做出评价。组织或主持鉴定单位聘请同行专家5~7人组成鉴定委员会,采取答辩、讨论、现场考察、演示或测试等方式进行鉴定。鉴定结论必须经到会专家的四分之一以上通过才有效。b.函审鉴定是由组织鉴定单位确定函聘同行名单,专家人数一般控制在5~7人,并确认其中一位任专家组组长,由组织鉴定单位将该项成果的有关证明、技术资料、文件及《专家评审意见书》函送所聘专家,并请其在一定时间内反馈具有专家亲笔签名的评审意见书;反馈的评审意见书不得少于5份。若少于此数时,应增聘评审专家。

②验收鉴定：指由组织鉴定单位或委托下达任务的专业主管部门(或委托单位)主持,根据计划任务书(或委托合同书)或规定的验收标准和方法,对被鉴定的科技成果进行全面验收,必要时可视具体情况邀请3～5名同行专家参加。

(3)成果申报和奖励

①科技成果申报：是为了让国家和地方各级科技管理部门随时掌握和了解各类科技成果的数量和意义,及时地交流和推广各类科技成果,最大限度地发挥科技成果在推动社会主义经济建设中的作用。报送的每一项科技成果均应附送下列材料:a.《科学技术研究成果报告》表中主要内容有科技成果内容摘要,包括成果的主要用途、原理、技术关键,预定和达到的技术指标,经济价值,国内外水平比较鉴定或评审意见,主要研究人员及资料目录等,并加盖填报单位及其负责人的印章。b.《技术鉴定证书》或《评审证书》。c.研究试验报告或者调查考察报告、学术论文与科学论著等有关技术资料。d.成果应用、推广方案。

②成果奖励类型：a.国家自然科学奖。国家自然科学奖授予在自然科学基础研究和应用基础研究领域取得优秀成果的研究集体和个人。b.国家发明奖。发明是一种重大的科学技术新成就,是利用科学原理或自然规律对某一技术领域存在的问题做出的具有创造性的新的技术解决方案。c.国家科技进步奖。科技进步奖是我国科技成果奖励体系中涉及面最广、层次最多、内容最丰富的一项奖励制度。科技进步奖按项目的科学技术水平、经济效益、社会效益和对科学技术进步的作用大小分为国家级、省部级和厅级三个层次。d.基层奖。国家独立的研究院、所、卫生厅(局)或医学院校等,根据各自的条件和需要,对科技成果实施奖励,奖励等级、评审标准及评审、审批办法由各部门制订。

4.科技档案管理

科学技术档案是科研工作的综合型技术文件。科研技术档案应分部门、分课题建立,其主要内容包括:该课题的内容、意义;目标和预期结果;课题设计报告及评审记录;研究步骤和起止日期;研究进程中的主要问题和解决办法;研究阶段性结论与转归;科研成果文件包括鉴定材料、论文等。

四、医院科研管理的目标

(一)促进医疗教学任务的完成

医疗的本质在于应用知识,教学的本质在于传授知识,而科研的本质在于发展与创新知识。随着医疗卫生体制改革的深入和医疗保险、医疗市场等的变革,市场经济条件下,医院面临着激烈的市场竞争。在这种形势下,要使医院在竞争中保持优势,更好地为患者服务,关键在于要有一批德才兼备的医学人才、高水平的医疗技术与服务质量、现代化的管理手段。当今医疗市场的竞争归根结底在于医疗技术和人才的竞争。科研是促进医学发展的重要手段,是保证学科建设与发展、培养医学人才的必要措施。

(二)提高医疗质量,增进人民健康

医院科研旨在研究人的生命本质及其疾病的发生、发展和防治消灭的规律,以达到增进人类健康、延长寿命的目的。随着医学模式的转变和疾病谱的变化,有组织地开展医学研究,可以深入系统地总结以往实践经验,加深对人的生命和疾病现象及其发生发展规律的认识;

可以不断发展医学理论,开拓研究新领域,攻克技术新难关;可以不断寻求维护人类健康和防治疾病的最佳途径和方法,不断提高医疗技术和医疗质量,满足人民对医疗技术日益增长的需要。

（三）促进学科建设和人才培养

学科建设是保证医院特色与优势的重要手段。没有高水平的科研支持,学科建设将成为空谈。学科的水平体现在是否有知名的学科带头人、合理的人才梯队、先进的科研课题及标志性的科研成果。通过总结临床实践经验,掌握和跟踪国内外最新医学发展动态和趋势,改进思维方式,可以养成严谨务实的科研作风。更重要的是通过科学研究可以培养出一批刻苦钻研、敢于设想、敢于创新、敢于实践的具有较高科学素质的医学人才。通过学科建设带动人才培养,反过来人才培养又对促进学科发展具有相辅相成的重要作用。对于教学医院而言,开展科学研究更具有自我提高、教学相长的重要意义。

（四）加强学术交流,提高学术地位

学术交流来源于科学研究,反过来又促进科学研究和医院学术水平的提高。通过学术交流可以使新的科学知识得以广泛传播,使医学科技人员互相启发,共同切磋,活跃学术思想,加快研究进展。特别是国际间的学术交流与协作,对引进新技术、跟上医学科学发展步伐更为重要。

（五）促进科研成果转化

医院科学研究在解决防病治病和保护人民健康中的关键技术问题时,必定会产生一些有价值的科技成果,如应用于诊断治疗中的新技术、新方法、新材料、新药物等。这些科技成果一方面直接发挥明显的社会效益,另一方面通过技术转让、技术入股或吸引外资联合生产等多种形式的开发,转化为生产力,创造更多的社会财富,产生直接的经济效益,从而实现科教兴院的目的。

第二节　医学研究设计与实施的伦理要点

一、科学设计与实施

科学设计是临床研究得以顺利实施的基础,因此在临床研究实施前,必须制定详细周全的临床研究方案。临床研究方案既是指导所有研究者如何启动和实施临床研究的计划,也是研究结束后进行资料统计分析的重要依据。临床研究方案主要内容包括研究背景、研究目的、研究设计、研究程序、研究方法（包括统计学考虑）、研究中涉及的伦理问题及风险防范措施等。临床研究方案设计通常涉及四个方面,即医学设计、伦理设计、统计设计、试验管理设计。

（一）临床研究设计

1. 医学设计

（1）明确临床研究目的。每项临床研究都应设定具体、完整且表述清楚的研究目的,同时应考虑研究的科学性及可操作性,是否有利于获得新的知识,包括对疾病的起因、发展和影响的认识，以及改进现有的预防、诊断和治疗措施。只有明确研究目后，整个研究才能围绕该核心进行研究方案设计。为了避免研究方案过于复杂，影响其方案实施、数据分析及研究结果的判断，尽可能避免通过一个研究试图达到多个不同研究目的的方案设计。

（2）掌握临床研究背景资料。临床研究的选题至关重要，而研究背景资料的掌握是临床研究选题、临床研究方案设计的关键。在临床研究方案制定之前，须查阅疾病领域相关的国内外参考资料，以明确前期研究相关的信息及数据，如体内外研究数据（细胞学研究、动物实验研究）、该疾病发生发展情况、临床诊疗困境和需求、国内外研究现状，从而进一步明确临床研究选题的科学性、合理性以及其是否具备一定的科学价值和社会价值。

（3）随机盲法对照研究（Randomization Control Trial，RCT）。随机盲法对照研究（RCT）是世界公认的评估某一种治疗是否有效的最佳、最可靠的医学研究模式。一种治疗在未经合理设计、拥有足够样本的双盲试验验证之前，是不能断言该治疗的有效性的。RCT 的设计要遵循三个基本原则，即设置对照组，研究对象的随机化分组和盲法试验。从伦理角度上，需要强调的是研究设计的临床均势性（clinical equipoise），即不同组别之间对比疗效及安全性处于不确定的真实状态。为了避免测量偏倚，研究一般采用盲法，方案中明确对谁设盲，单盲或双盲，以及如何实施盲法，并评估该盲法所采用试验组及对照组的干预措施对受试者带来的不便和风险是否在可接受范围。对于没有按照随机方法进行分组，或不设盲的研究，方案中应说明理由，并描述如何控制由此产生的偏倚，同时评估对研究结果的影响，以及是否能达到研究目的。另外，研究设计应关注对照组的选择，对照组一般为阳性对照、不同剂量组对照、外部对照（包括历史对照）、安慰剂对照、不予治疗（即"空白对照"）等。通常对照组应选择最佳干预措施，若采用安慰剂对照应符合公认的伦理原则，应确认是否会给受试者带来任何额外的严重风险或不可逆的损害。

2. 伦理设计

任何直接或间接用于人体的医学研究，须确保该研究是为了使人类健康获益，并且以人为研究对象是达到研究目的的唯一途径。医学研究设计都必须遵守《赫尔辛基宣言》及国家相关法规要求，确保其伦理合理性，受试者的健康必须首先考虑。因此，在临床研究设计中，适应证的选择、受试者人群的选择、样本量、入排标准的设定、是否采用安慰剂作为对照研究、研究中的风险防范和处理控制措施、隐私保密问题、受试者招募及受试者医疗与保护等，都要充分考虑其是否符合伦理规范，是否将受试者置于不必要的研究风险之中。同时，研究方案设计中需要明确该研究报送伦理委员会审查事宜、是否采用受试者知情同意及知情同意的方式等。

3. 统计设计

科学合理的统计设计对于临床研究成败有着举足轻重的作用。统计设计包括研究设计中随机化的方法、针对研究目的的统计假设和统计方法的选择、样本量的估算、数据集定义、中期数据分析的必要性及统计分析计划等。样本量估算的指导原则是样本量能确保研究有足够的把握回答研究问题。从伦理角度评估样本量的合理性，一般认为在确认把握度的同时，应考虑用最少的受试者人数获得可靠结论的可能性。

4.试验管理设计

临床研究方案中,对于试验的管理需要有明确的规定,包括临床研究中涉及的各项物资(如药物、器械、各类表格等)的保存使用、研究者的资质及培训、研究过程中的数据管理、研究质量控制,以及研究风险的控制等。对于预期的不良反应,方案中应明确处理措施(包括如何进行监测和随访,以及如何调整干预措施和对症处理的规定);同时,方案中应明确提前中止研究的标准,以保护受试者的健康与安全。双盲设计的研究,方案中应有明确的紧急揭盲的规定,确保研究者能从受试者的安全和健康出发,及时采取有效的救治措施。

(二)临床研究实施

1.严格的临床研究方案执行

在临床研究中,尤其是涉及新药注册的临床研究中,研究方案是作为研究合同/协议的附设文件、法规性文件执行的。研究方案一旦确定,并经过伦理委员会审查通过,临床研究中须严格按照方案执行。若在研究过程中,发现方案中确有需要修订的部分,则必须按照伦理委员会的审查要求,进行研究方案修订审查,并获得同意后方可用于临床研究。

2.有效的伦理委员会沟通

临床研究方案确定后,须报送伦理委员会讨论审查,并根据伦理委员会的审查意见进行方案的调整。经伦理委员会审查通过的研究方案,方可实施并用于临床研究。在临床研究过程中,对研究方案的任何修订,均须报送伦理委员会审查,同意后方可执行。须报送伦理委员会审查的研究方案资料包括(但不限于):该研究的法规性文件(如药物临床研究批件)、研究方案、研究者手册、知情同意书、受试者招募信息等。临床研究实施过程中应严格按照伦理委员会要求接受跟踪审查。

3.密切的受试者观察与保护

(1)制定风险防范计划。临床研究过程中,对于受试者的保护是研究者最重要的职责之一。临床研究实施前,研究者需要制定详细的风险防范计划和不良事件处理流程。

(2)充分的知情同意。对于潜在的受试者是否愿意参与该临床研究进行知情同意。知情同意的过程中需要充分告知受试者该临床研究的背景、目的、研究过程、可能的获益及风险、目前可采用的其他治疗方法、发生损害时的治疗及相应的补偿、研究人员及伦理委员会的联系方式等。

(3)严格的入排标准控制。在临床研究实施过程中,研究者要严格按照入选标准、排除标准对受试者进行筛选期的各项医学检查及人口学资料收集,以判断其是否能入选该研究。

(4)不良事件处理。对于入选研究的受试者,要进行密切的医学观察,对于发生不良事件要及时进行救治,并科学、客观地判断不良事件的发生是否与参与该项研究有关。

(5)公开临床研究数据。临床研究实施前,为了确保临床研究的科学规范实施,按照世界卫生组织药物临床试验管理办法(WHO-GCP)的要求,应登陆临床研究(Clinical Trial)网站进行临床研究注册。同时对于临床研究的结果,无论是阴性阳性的结果都应进行公布。

二、风险与受益评估

风险与受益评估是每项涉及人体受试者的研究在实施前必须要做的工作,研究者和伦理委员会都必须对参加研究的受试个体和群体,就可预见的研究风险和负担,与带给他们及其他受到研究疾病状况影响的个体或群体的可见的益处对比,进行谨慎评估。只有当预期的获益能证实风险的正当性时,研究才可以启动和进行;受试者的权利、安全、健康是首先需要考虑的,优先于科学和社会的利益。

1. 研究风险

(1)研究风险定义。参加临床研究时,受试者面临的风险包括研究风险和医疗风险。所谓研究风险是指研究行为(包括研究干预和研究程序)对受试者可能造成的伤害或损伤。所谓医疗风险是指即使不参加临床研究也将承受的医疗风险。只有研究风险才在伦理审查的考虑范围之内。需要注意的是,对照药或对照干预措施属于研究干预的范畴,其风险应被界定为研究风险。

(2)研究风险类别。研究风险包括伤害或损伤发生的机会和程度,通常指多种伤害的机会和程度。

①生理伤害:医学研究中的研究干预和研究程序常常会给受试者带来生理伤害或损伤。如试验药或对照药已知及可能出现的不良事件(包括严重不良事件)所造成的伤害;研究程序尤其是涉及侵入性医疗手段所造成的轻微疼痛、不适甚或明显损伤。医疗手段或药物不良反应导致身体伤害或损害绝大多数是暂时性、轻微的,如常见的静脉抽血仅会造成短暂的疼痛、局部青紫,少数人会有轻度头晕,或极为罕见的针头感染。但也有极少部分伤害或损害可能是永久性、严重的,如创新药物可能引发严重的重要器官失能或致残性损伤。

②心理精神伤害:参与医学研究可能导致受试者情绪不佳或担心隐私泄露导致的焦虑等,或研究药物本身引发的抑郁症、精神错乱或幻觉、紧张、内疚和丧失自尊的感觉。有时,受试者因为研究中的调查问卷涉及自身敏感话题(诸如吸毒、HIV 感染、家庭暴力等)方面的行为或态度而出现紧张、内疚或尴尬感等。大多数心理风险都非常轻微且短暂,但也有极少部分研究可能会造成严重的永久性心理伤害。

③社会伤害:研究涉及的隐私与个人信息一旦泄露后,轻则可能受人歧视,受试者在其工作单位或社区生活中处境尴尬,也可能在申请医疗保险和就业时受到歧视;重则可能失去就学机会甚至导致失业,如关于酗酒、精神病、不洁性行为等方面的信息也可能限制个人自由和选择,导致经济损失或身心的巨大伤害,甚至导致法律诉讼。

④经济危害:参加医学研究可能会给受试者带来经济方面的损失,包括较常规医疗相对频繁的随访引起的误工费、交通费等。尽管一般临床研究会适当提供给受试者每次随访的交通费,但往往只能补偿部分的费用支出,受试者仍将为参加研究自行承担部分误工费、交通费等试验相关的经济开销。

(3)研究风险等级。受试者风险等级划分包括风险发生概率划分和风险严重程度划分,但风险严重程度往往与赔偿、治疗、不良事件报告等密切相关,因此从风险严重程度进行风险等级划分具有现实意义。等级大致可以划分为不大于最小风险、低风险、中等风险和高风险 4 个等级。

①不大于最小风险:不大于最小风险一般认为是研究中能预见的风险或不适发生的可能

性和程度不高于受试者在日常生活、常规体检或心理学检查检验中的风险或不适。如生理试验,包括运动、检查尿液、测量身高体重、收集指甲、头发、评估生长程度、体检、观察行为、饮食改变、抽血(成人或大孩子)。

②低风险:超过最小风险,伴随直接利益,风险与预期受益相比被认为是正当的。如脊髓穿刺、活检、可导致心理压力的行为干预等。

③中等风险:潜在的健康生理风险对身体造成明显伤害损害事实,如暂时的、可逆的或中度的不适感(持续超过24小时)、功能障碍、身体伤害或疼痛等,但是不构成伤残。主观的不悦感,短时间的行为反应如持续24小时等,如新药临床试验中发生不良反应等。

④高风险:潜在的健康生理风险构成伤残或者死亡的是高风险。潜在的社会心理伤害中,研究期间出现明显的痛苦,或其他造成伤害的负面影响,或是负面影响持续超过数日或长期存在为高风险,如首次用于人体的新药临床试验中发生严重非预期不良反应等。

2. 研究受益

(1)研究受益定义。研究受益包括任何对个人或群体有利的结果,通常代表多种利益产生的机会和程度。

(2)研究受益类别。①生理受益:医学研究中的新药或新治疗手段常常会对受试者疾病有所改善,可能减轻受试者原先的病痛与不适,改善受试者器官功能等。新药研究中的对照组往往是治疗金标准,也会给受试者带来疾病改善。

②心理精神受益:参加医学研究在改善受试者生理病痛的同时,可能给其带来心理受益,减轻其心理痛苦。也有部分研究不会给受试者带来直接受益,但受试者可能感到研究结果在将来可以对其他患者有所帮助,因此感到因未来可以帮助他人而自身感到间接受益。

③社会受益:受试者参与的医学研究一旦完成后,可能会给疾病带来新的诊治方式,使临床诊疗标准发生改变,降低发病率和死亡率。研究结果可以成为新的医学知识广泛传播,并有可能引发未来的有效发明。

④经济受益:参与医学研究一般可获得免费的药物治疗,并可获得跟研究相关的免费实验室检查,可能还有部分交通补偿费等。对于参加新药I期临床试验的受试者,由于大部分受试者为健康志愿者,研究药物对受试者而言非治疗所用,因此会获得较多的误工费、营养费及交通费等。

3. 风险与受益评估

研究者评估风险与受益的原则如下:①明确研究对受试者的潜在风险,并尽可能使风险最小化。②合理风险下,若对个人有潜在好处,且研究设计适当,则应可进行。③受试者和社会的潜在获益应超出风险或与其成比例。④在涉及人体受试者的研究中,个体研究受试者的福祉必须高于所有其他利益。⑤要有充分的保护受试者措施以及紧急情况下的处理预案。

在评估风险和受益时,研究者既要避免过高估计风险过低估计受益,也要避免过低估计风险过高估计受益。前者可能阻碍研究的开展,后者会将受试者至于不必要的风险之中。几乎不存在"零风险"的研究,研究者必须遵循基本伦理原则,提出切实可行的风险最小化和受益最大化的措施,促进医学研究的开展。

三、利益冲突的管理

1. 利益冲突的定义

利益冲突来源于次要利益对主要利益的影响,任何一个专业人员往往有一个主要利益和无数个次要利益。当次要利益不适当地影响了研究者关于主要利益的专业判断时,就产生了利益冲突。次要利益通常被认为不合理的,但又经常是需要的和为大家渴求的。当次要利益占据主要地位、不适当影响、歪曲、阻碍研究人员对受试者健康和利益、研究结果等相关问题的正确判断时,冲突就产生了。金钱、名利、权力是经常危害到专业判断公正性的次要利益。

2. 利益冲突的表现

研究者的利益冲突可以表现为经济利益冲突,如研究者担任申办方的顾问,或接受申办方的资助,或在申办方拥有经济利益等。可以表现为时间冲突,如研究者是行政负责人,又可能同时承担很多研究项目,繁忙的工作使其没有足够的时间承担研究的职责而影响受试者的安全性。也可以表现为职业的冲突,如伦理委员会委员同时为研究项目负责人,当委员为其承担的研究项目进行伦理审查,就难以避免其伦理委员会委员的职责和其研究者的职业的冲突等。

3. 利益冲突的防范原则

科学和临床研究中,利益冲突往往不能完全消除,但通过管理可以尽量减小。利益冲突的防范原则如下:

(1)公开原则。研究者应进行利益冲突自我评估,向伦理委员会公开所有的与申办方的经济或非经济的关系;伦理委员会委员必须公开其存在或可能存在的利益冲突,必须签署保密协议、利益冲突声明。

(2)审查原则。伦理委员会负责对存在或潜在的利益冲突行使审查职责,对研究者的利益冲突进行评估,判断利益冲突发生的可能性、是否会使一个理性的人做出非理性的决断、是否会给决定或判断带来偏倚等。并做出限制、禁止等的审查决定。研究者同时作为伦理委员会委员的,应自觉回避存在或潜在利益冲突项目的审查。

(3)限制原则。研究者如与研究项目或申办方有重大经济利益冲突的,则应限制参加实验研究的重要部分——例如知情同意的过程、不良事件报告等直接与保护受试者权益相关的研究工作。负责研究设计的研究者不能和申办方具有经济利益关系;研究者同时担任伦理委员会委员的,不能为自己承担的研究进行投票。

四、利用生物样本及信息的研究

1. 利用生物样本和信息的研究

利用生物样本和信息的研究是指医学研究中利用人类的各种生物样本,包括组织、全血、血浆、血清、DNA、RNA、生物体液,或经初步处理过的生物样本,以及与这些生物样本相关的各种临床资料、病理、治疗与随访等信息数据。

由于生物标本连接个人遗传信息、健康和生活方式等相关信息,这种联系既使得生物样本具有重要的意义,但也由于其中包含着在收集时不必知道的大量信息,一旦被无限制的使用,将对人类的尊重产生潜在风险,对样本所有者的家庭甚至子孙后代或社会人群产生影响。因此,由于生物样本及其信息具有特殊性和敏感性,针对利用生物样本及信息研究的伦理规范也有其特别要求。

2.知情同意的原则

医学研究使用可能识别受试者身份的人体生物样本或信息时,如生物样本库的标本,或类似来源的生物材料或信息数据,医生必须寻求受试者对采集、储存、利用这些生物样本的书面知情同意。受试者或患者已明确地拒绝任何研究利用其生物标本及信息的,只有在公共卫生紧急需要时才可利用。

(1)受试者知情同意的告知信息。研究应以受试者能理解的语言和文字表述提供以下信息:①保存和利用生物样本资源的目的、风险和后果。受试者可以在任何时候撤回其同意而不受损失和惩罚。②获取生物样本的种类、采集数量和大小、采集方法和操作过程。③基因检测类研究,受试者有"决定是否知晓基因检测结果的权利"。④遗传试验的结果有可能要报告受试者或其医生,试验标本将被清楚的标记。⑤生物标本不是完全匿名,受试者身份将以生物标本安全编码、限制访问数据库方式保护。⑥研究结束时的生物标本销毁计划或贮存方式。⑦生物标本中开发出商业产品及受试者是否由此获益。⑧承诺试验结束后向受试者合理地提供研究结果的信息。

(2)遗传物质研究受试者须特殊告知的信息。生物多样性的保护是全人类共同关注的事项,各国对自己的生物资源拥有主权。因此医学研究中需使用受试者和/或家族遗传物质和/或信息时,除上述生物样本及信息研究的知情同意信息外,应有特殊知情同意告知以下信息:①受试者具有自主选择权,决定是否参加利用其和/或家族遗传物质和/或信息的医学研究。②其个人和家属的遗传信息及资源是否得到有效保护。③受试者有权选择是否被告知研究结果。④当研究牵涉跨国研究或样本需要交给其他研究单位完成时,遗传资源无泄漏和流失。⑤本国以外是否取得遗传资源的决定权属于本国政府,并依照国家法律行使。

(3)受试者撤销同意的权利。以医学科学研究目的而采集人生物样本,受试者有撤销其同意的权力。如受试者撤销同意,则不应再使用其生物样本,除非生物样本已被不可逆转地切断了与受试者的关联。如果没有被不可逆转地切断关联,有关生物样本及信息数据则应按照受试者的愿望加以处理。如果受试者的愿望无法确定或不可行,有关的生物样本及信息数据则应不可逆转地切断与受试者的关联或加以销毁。

3.免除知情同意的原则

(1)使用临床诊疗中获得的生物样本及信息数据。因研究需要利用以往临床诊疗中获得的医疗记录和生物样本,且符合以下全部条件时,经伦理委员会批准可以部分或全部免除知情同意:①研究造成的风险极小,患者的权利或利益不会受到侵犯。②受试者的隐私和机密或匿名得到保证。③研究的设计是回答一个重要的问题。④若规定需获取知情同意,研究将无法进行(患者/受试者拒绝或不同意参加研究,不是研究无法实施、免除知情同意的理由)。只要有可能,应在研究后的适当时候向受试者提供适当的有关信息。

若患者/受试者先前已明确拒绝在将来的研究中使用其医疗记录和生物样本,则该受试者的医疗记录和生物样本只有在公共卫生紧急情况需要时才可被使用。

如果符合免除知情同意的条件并得到伦理委员会批准,必须使生物样本完全的匿名并脱离有关联系,以保证从该研究不会得到有关具体个人的信息,或反馈给他们。

(2)研究中获得的生物样本及其健康信息的二次利用。因研究需要利用以往研究中获得的生物样本及其健康信息的二次利用,且符合以下全部条件时,经伦理委员会批准可以免除知情同意:①以往研究已获得受试者的书面同意,允许其他的研究项目使用其信息或标本。②本次研究符合原知情同意的许可条件。③受试者的隐私和身份信息的保密得到保证。

4.隐私与保密的原则

在采集、分析、保存、使用受试者生物样本及其信息时,重要的是要确定样本及其信息是否会辨认出那个人。

在为医学和科学研究目的采集的生物样本及其信息时,应努力保护个人隐私,确保与可识别的个人、家庭或群体有关联的生物样本和信息的保密性。包括给受试者的身份加以编码,或匿名,使得不能追查到那个人,但可提供人口学和临床资料;不应向第三方特别是有经济利害关系的相关方(雇主、保险公司、教育机构和家庭等)披露,除非由于重大公共利益的原因,或经受试者事先在自愿并知情的情况下明确表示同意,且同意这样做符合国家法律法规的规定。不得将诊断性遗传学研究结果公开给受试者的亲属,如直系亲属希望被告知这类结果,则应经伦理审查委员会批准,以防止在没有受试者同意情况下将结果公开。

第三节 科研道德规范

一、遵守科研道德规范的重要性

(一)科研诚信的定义

科研道德是传统道德观念与现代科技创新结合而发展出的一个道德分支,科研诚信作为其核心思想,是每位科研人员应有的基本素养和立业准则。

我国科学技术部对科研诚信定义,又称之为科学诚信或学术诚信,指科研工作者要实事求是、不欺骗、不弄虚作假,还要恪守科学价值准则、科学精神以及科学活动的行为规范。

科研不端行为是指违反科学共同体公认的科研行为准则的行为,包括如下内容:

1.在有关人员职称、简历以及研究基础等方面提供虚假信息。

2.抄袭、剽窃他人科研成果;捏造或篡改科研数据。

3.在涉及人体的研究中,违反知情同意、保护隐私等规定。

4.违反实验动物保护规范。

5.其他科研不端行为。

美国学术诚信研究中心(CAI)将学术诚信定义为:即使在逆境中仍坚持诚实、信任、公正、尊重和责任这五项根本的价值观。

维基百科对学术诚信的定义是:学术界的道德准则或道德政策,其价值观包括避免作弊或者抄袭,维护学术标准,以及诚实、严谨地开展研究和发布学术成果。

（二）科研道德危机

随着现代科学研究的职业化发展,科技创新的商业化趋势,由社会对科技的关注和期望而带来的压力,使得科研人员容易在利益和竞争的驱动下,面临科研道德危机。当下国内科研诚信缺失、学术不端、科学造假等道德失范行为事件层出不穷、屡见不鲜。究其原因,多种因素促成了不健康的科研环境:在许多研究型大学和科研机构,竞争性科研资助占到了预算的大部分,为违规操作提供了经济刺激;注重数量而非质量无意中也鼓励了不端行为,诱使年轻科研人员不遵循科研伦理规范;基于表现给予补贴收入的政策也会诱惑科研人员行为不端;此外,学术界的人才等级制度也鼓动科研人员过度吹嘘他们的发现。这些道德危机削弱了普通民众对科学家的信任,危害着学术权威的公信力,甚至阻碍着中国原创科学技术的进步,损害了中国在国际学术界的声誉。

近年来,国家政策制定者、国家基金资助机构、全国性学术团体、学术期刊编辑和高校研究院所等,一直在呼吁和致力于完善科研诚信体系建设,包括国家科学技术部科研诚信建设办公室创建了中国科研诚信网,国家自然科学基金委建立有项目管理查重系统,中国知网(CNKI)科研诚信管理系统研究中心推出了学术不端文献检测系统等。

（三）国内外科研诚信制度化建设

2006 年 9 月,国家科学技术部制定和发布了《国家科技计划实施中科研不端行为处理办法(试行)》,对科学技术部归口管理的国家科技计划项目的申请者、推荐者、承担者在科技计划项目申请、评估评审、检查、项目执行、验收等过程中发生的科研不端行为的查处予以规定。2007 年 2 月,中国科学院发布《关于科学理念的宣言》《关于加强科研行为规范建设的意见》,前者从科学价值、科研精神、科学的道德准则和科学的社会责任四个方面向全社会宣示科学的理念,后者则明确了科研行为的基本准则,对科学不端行为进行了认定。2007 年 7 月,中国科学技术协会印发《科技工作者科学道德规范(试行)》,对科技工作者的学术道德规范和学术不端行为进行了划定。2014 年 9 月,国家卫生和计划生育委员会出台《医学科研诚信和相关行为规范》,制定了医学科研人员的诚信行为规范和医学科研机构的诚信行为规范,明确了地方各级卫生计生行政部门及医学科研机构的监督责任。

2014 年 6 月,国务院印发了《社会信用体系建设规划纲要(2014—2020 年)》,主要目标是:到 2020 年,社会信用基础性法律法规和标准体系基本建立,以信用信息资源共享为基础的覆盖全社会的征信系统基本建成,信用监管体制基本健全,信用服务市场体系比较完善,守信激励和失信惩戒机制全面发挥作用。政务诚信、商务诚信、社会诚信和司法公信建设取得明显进展,市场和社会满意度大幅提高。全社会诚信意识普遍增强,经济社会发展信用环境明显改善,经济社会秩序显著好转。

国际社会科学界对科研诚信问题亦是日益关注并积极采取行动。2010 年 7 月,欧洲科学基金会(ESF)和全欧科学院(ALLEA)通过组织系列研讨会而制定《欧洲科研诚信行为准则》,要求科研人员、公共和私人研究组织、大学和资助机构必须遵守和促进科学与学术研究中的诚信原则。这些原则包括如下内容:①诚实交流;进行可信赖的研究。②客观性。③公正性与独立性。④开放性和可获得性。⑤关心爱护的责任。⑥合理列出引用文献及肯定他人的贡献。⑦对未来的科学家与研究人员负责。

2010 年 7 月,全球近 60 个国家的代表汇聚新加坡,出席第二届世界科研诚信大会并在会上发布了《科研诚信新加坡声明》,意在提供一个负责任科研行为的全球性指南,其主要原则如下:①在研究的所有方面都要诚实。②在进行研究时负责任。③在与他人工作时保持专业的姿态与公平。④为了其他各方的利益对研究进行有益的监督。

2013 年 5 月,于蒙特利尔举行的第三届世界科研诚信大会进行过程中,会议制定了《关于跨界科研合作中科研诚信的蒙特利尔声明》,成为全球性负责任科研合作行为指南,内容涉及合作的一般责任、合作管理中的责任、合作关系中的责任以及关于研究成果的责任等四个方面的约定。

二、科研道德规范与失范

（一）科研道德规范

科研道德行为规范是科研人员开展科研学术活动过程中的行为准绳,促使科研人员自觉遵守科学共同体公认的基本行为准则和规范,发扬科学精神,遵从科研伦理,恪守科研诚信,自觉抵制学术不端。具体表现在以下八个方面:

1.弘扬科研创新精神

（1）科研人员应培养和具备崇尚创新、追求真理、勇于探索的意志,实事求是、严谨治学、开放协作的态度。

（2）将个人科研兴趣与社会需求相结合,以探索有利于推动社会进步和创造人类福祉的新理论、新发现、新技术和新方法为己任。

（3）科研人员应结合工作经验提出科研假设,查新检索相关文献以了解研究领域的国内外进展,学习掌握先进知识、方法和技术,从而提升科研创新水平,避免低水平重复已有研究成果。

2.遵守诚实客观原则

（1）在涉及个人信息提供时,应保证所提供的内容属实,包括年龄、学习经历、工作经历和科研业绩等相关信息的真实与完整。

（2）在课题申报、开展和验收过程中,对数据资料的引用、采集、记录及结果分析,要确保真实性、有效性、准确性和完整性。

（3）对涉及本人公开发表的研究成果或评论中出现的错误和失误,应及时以适当的方式予以公开承认和更正声明。

3.尊重他人权利意愿

（1）在发布科研成果时,如引用他人已发表的观点、数据、图像或结果等研究资料,须诚实、规范地注明出处。

（2）对成果知识产权的署名,应涵盖对研究成果做出实质性贡献的专业人员(另有约定的除外),署名顺序及贡献说明应体现实际贡献大小。

（3）课题参与者、论文共同作者或推荐人的署名,需征得当事人的签字同意或授权同意书。

4.恪守医学科研伦理

(1)尊重科学研究对象(包括人类和非人类研究对象),恪守国际生物医学研究伦理相关规定和公约,在项目实施中切实保障受试者的合法权益,保护患者个人隐私。

(2)开展临床研究前,应主动提交科研伦理审查申请,自觉接受伦理审查和监督。

5.信守承诺规避冲突

(1)对待需签字承诺的内容应认真谨慎,并承担起相应的责任和义务。

(2)论文投稿、二次发表须遵循国际生物医学期刊的编辑惯例和统一要求。

(3)对研究成果获得的基金资助及成果完成单位的标注说明,应实事求是。

(4)正确界定职务发明与非职务发明,避免个人利益与集体利益的冲突。

6.真诚对待合作交流

(1)真诚、负责地对待与他人合作开展的科研工作,遵守约定共享科研成果。

(2)诚恳平和、有理有据地处理他人对自己提出的学术批评或质疑。

(3)对他人科研项目或成果等进行同行评审时,秉持公正、客观、严明的原则,遵守科技保密的规则。

7.合规利用科研资源

(1)科学严谨制定科研经费预算,遵照项目经费管理规定和相关财务管理规定,合理使用和报销经费。

(2)科研经费购置的设备仪器需按要求进行国有资产登记,自觉爱护所使用的科研仪器设备设施,倡导资源共享和节约行为。

(3)合规利用病源数据信息,涉及国家人口健康信息应按照国家涉密信息管理的要求进行分级保护和应用。

8.树立良好学术风气

(1)项目组组长或研究生导师在带领团队人员开展科研活动时,高度负责,言传身教,树立道德风范。

(2)科技工作者有义务、有责任向大众普及科学技术知识,传播科学思想和推广科研成果。

(3)科技工作者应正确对待科研活动中存在的直接、间接或潜在的利益关系,谨言慎行,规避商业炒作。

(二)科研道德失范行为

科研道德失范行为是指在科学学术领域内、科研活动过程中,各种捏造、作假和剽窃等违背科学共同体公认道德的学术不端行为,以及滥用、侵占和骗取科研资源等违背社会道德的违规违法行为。

1.科研项目申请道德失范行为

(1)同一研究内容重复申报基金资助,分以下情形处理对待:

①将他人已获立项课题以高度相似内容申请项目基金的,视为抄袭剽窃他人项目。

②同一研究内容的项目不得同时申请同一级别不同类别的基金资助。

③已获高级别基金资助的项目不得再申报低级别基金资助,除非后者资助申请指南专为

面向高级别立项项目提供配套经费支持。

④拟申请的研究课题如部分内容已获得其他基金资助的,如原基础研究向应用研究延伸,或临床应用研究进一步结合基础研究,又或是在研究对象数量、分组上有进一步扩大扩充需要等,须在申请书中注明所申请项目与已承担项目的联系和区别。

⑤以研究生学位论文或博士后出站报告为基础申报的项目,须在申请书中注明所申请项目与学位论文或出站报告的联系和区别。

(2)申请书基础信息弄虚作假都将列为学术不端,常见以下情形:

①申请人篡改年龄,伪造学位学历、职务职称、教育或工作经历等虚假信息。

②研究基础所列已发表论文篡改了原有论文的作者署名或署名次序,删除或未标识论文中本人为共同作者的事实,将同名但非本人发表的论文列入名下。

③申请书中前期研究基础部分,存在研究数据造假、实验结果图片造假行为。

④在申清书课题组成员签字处或专家推荐处未征得当事人同意,假冒他人签名。

2.研究成果发布道德失范行为

(1)研究结果失实。当研究结果最终与研究假设或期望值存在偏差时,故意做出失真和错误的陈述,捏造研究原始数据或结果,篡改实验记录和图片,或删减部分原始数据。

(2)基金资助失实。项目结题时为达到验收考核要求,将其他项目资助发表的或无关联性的论文列为本项目研究成果,或是为增加论文的被录用率,编造论文获科研基金资助。

(3)侵犯他人权益。未经他人同意将其列入作者名单;在公开发表的论文或公开发布的多媒体影像中,引用他人文字表述、数据图片或影像作品而未标注来源,篡改他人作品的内容,侵犯或损害他人权益。

(4)成果贡献偏畸。在对成果贡献大小认定时有失公允,包括在论文发表、专利申报、成果报奖或奖励分配时,把主要功劳归给对研究没有实质贡献的人,或将研究项目一般性管理的行政后勤人员列入主要贡献者,将对研究工作做出实质性贡献的人排除在名单之外。

(5)一稿多投或重复发表。一稿多投是指撰稿人将同一研究成果以相同稿件或相近稿件的形式,同时向两种及以上刊物投递,或是尚未收到先前投递刊物编辑退稿(一般期限为自投稿之日起三个月)便将同一稿件向其他杂志社投送的行为。该行为将造成重复发表、多余发表或自我剽窃等学术不端的后果。

3.同行评议道德失范行为

(1)在各类项目评审、机构评估、出版物或研究报告审阅、奖项评定时,出于直接、间接或潜在的利益谋图或利益冲突,做出违背客观事实,有失准确性和公正性的评价。

(2)参加与自己专业无关或未曾涉猎过的研究领域,进行项目评审或论文审稿工作。

(3)绕过评审组织机构与评议对象直接接触,收取评审对象的馈赠。

(4)利用被自己审阅的手稿或评审的项目的资料信息,将他人未公开的研究成果或研究方案占为己用,或透露给第三方。

(5)故意对有竞争的项目审查设置障碍,或拖延对他人的论文评议时间,以便己方占据优势或获得研究成果首发。

(6)对与自己意见相左的人或投诉人打击报复。

4.其他科研活动道德失范行为

(1)通过商业咨询服务公司即所谓的"论文工厂"操作,涉及购买论文、加工研究数据或同行评议造假等。

(2)作为研究生导师对所带教研究生的课题、论文未承担起指导责任,或因未严格审查而造成研究成果发布不实等不良影响。

(3)以学术团体或某机构知名专家的名义参与商业性广告宣传,或参与不实新闻炒作。

(4)参与或与他人合谋学术造假,故意替他人隐瞒学术不端行为。

(5)采用不正当手段干扰和妨碍他人研究活动,包括故意毁坏或扣压他人研究活动中必需的仪器设备、文献资料,以及其他与科研有关的财物。

(6)虚报、冒领、挪用科研经费,或违规转移套取科研资金。

(三)发表学术论文规范要求

中国科学技术信息研究所在 2015 年 10 月发布的中国科技论文统计报告称,中国国际科技论文数量连续六年排在世界第二位,中国科学家发表在《科学》《自然》和《细胞》国际公认的三家享有最高学术声誉的科技期刊上的论文,已连续两年排在世界第五位。然而,近年来发生了多起国内科技工作者在国际学术期刊发表论文被撤稿的事件,这对我国科技界的国际声誉带来极其恶劣的影响。因此,学术论文撰稿人要发表研究成果,需要了解和知晓发表学术论文应注遵循的统一要求。

1.国际医学期刊统一要求　在 2010 年 4 月版的《向生物医学期刊投稿的统一要求》中,国际医学期刊编辑委员会(ICMJE)明确声明,生物医学刊物不接受那些同时在被其他期刊审阅的手稿,除非不同期刊的编辑认为共同发表该文章对公众健康最为有利。ICMJE 对重复发表(repetitive publication)的定义,是某期刊发表的某篇论文与先前已在其他印刷品或电子媒体上发表的文章在内容上大幅地重叠。ICMJE 的投稿统一要求是基于国际版权、道德行为和对资源利用的成本效益立场。杂志社不希望收到的论文内容大部分已有其他期刊刊登过,或是已在别处期刊投稿、正在录用过程中的稿件,无论是印刷本还是电子媒体形式。但是,以下情况不被包括在内:

(1)已经被其他刊物退稿的论文。

(2)发表初步报告后再发表完整报告,比如曾在专业学术会议上以摘要或壁报的形式发表的报告。

(3)已在学术会议宣读或列入论文汇编等类似形式,但并未全文刊出。

(4)对会议内容简短的新闻报道通常不被视为有违这一规则,但报道如加入了详细数据或图表则不被允许。

(5)注册的临床试验方案内容和结果。

二次发表(secondary publication)与重复发表不同,它是相同的研究成果用同一语言或另一种语言,特别是在其他国家再次发表。ICMJE 认为在同时满足以下条件时,二次发表被视为是正当且有益的:①作者已征得两家期刊编辑的同意,且为二次发表的编辑提供首次发表的复印件、单行本或原稿。②首次发表与二次发表的时间间隔至少 1 周(除非双方编辑另有协定)。③二次发表的论文是针对不同的读者人群,且以精简版内容为宜。④二次发表的内容真实地反映了首次发表的数据和解释。⑤在二次文本的标题所在页,其脚注要向读者、审稿人和文献机构说明该论文已全文或部分发表过,并标明首次发表的文献出处。⑥二次发表论文的题目应该反映它是对首次发表的某类二次发表(完整再版、删节再版、完整翻译或是删节翻译)。

2.国内对发表学术论文的规定 2015年12月1日,为弘扬科学精神,加强科学道德和学风建设,抵制学术不端行为,端正学风,维护风清气正的良好学术生态环境,重申和明确科技工作者在发表学术论文过程中的科学道德行为规范,中国科协、教育部、科技部、卫生计生委、中科院、中国工程院、国家自然科学基金会共同研究制定和发布了《发表学术论文"五不准"》,内容如下:

(1)不准由"第三方"代写论文。科技工作者应自己完成论文撰写,坚决抵制"第三方"提供论文代写服务。

(2)不准由"第三方"代投论文。科技工作者应学习、掌握学术期刊投稿程序,亲自完成提交论文、回应评审意见的全过程,坚决抵制"第三方"提供论文代投服务。

(3)不准由"第三方"对论文内容进行修改。论文作者委托"第三方"进行论文语言润色,应基于作者完成的论文原稿,且仅限于对语言表达方式的完善,坚决抵制以语言润色的名义修改论文的实质内容。

(4)不准提供虚假同行评审人信息。科技工作者在学术期刊发表论文如需推荐同行评审人,应确保所提供的评审人姓名、联系方式等信息真实可靠,坚决抵制同行评审环节的任何弄虚作假行为。

(5)不准违反论文署名规范。所有论文署名作者应事先审阅并同意署名发表论文,并对论文内容负有知情同意的责任;论文起草人必须事先征求署名作者对论文全文的意见并征得其署名同意。论文署名的每一位作者都必须对论文有实质性学术贡献,坚决抵制无实质性学术贡献者在论文上署名。

"五不准"中所述"第三方"指除作者和期刊以外的任何机构和个人;"论文代写"指论文署名作者未亲自完成论文撰写而由他人代理的行为;"论文代投"指论文署名作者未完成提交论文、回应评审意见等全过程而由他人代理的行为。

参考文献

[1]赵爱平.手术室护理[M].北京:人民卫生出版社,2012.

[2]王欣然,杨莘,韩斌如.急危重症护理手册[M].北京:北京科学技术出版社,2012.

[3]邓秀珍.经椎间孔腰椎椎体间融合术治疗腰椎滑脱19例围术期护理[J].齐鲁护理杂志,2013(07):91－92.

[4]鄢淑清,毕红颖.内科护理[M].北京:人民卫生出版社,2013.

[5]徐茂凤.内科护理[M].北京:人民卫生出版社,2010.

[6]王立新,姜梅.实用产科护理及技术[M].北京:科学出版社,2008.

[7]郝云霞,朱俊,于丽天,王曼,杨艳敏,谭慧琼,刘庚,杨志敏,张炜,张艳娟,章晏.心脏性猝死高危患者家庭成员心肺复苏培训方法的研究[J].护理研究,2013(07):659－661.

[8]章泾萍.临床护理技能标准操作规程[M].北京:军事医学科学出版社,2012.

[9]许蕊凤.实用骨科护理技术[M].北京:人民军医出版社,2009.

[10]刘桂华.胰腺癌17例围术期完全胃肠外营养护理[J].齐鲁护理杂志,2012(18):53－54.

[11]张波,桂莉.急危重症护理学[M].北京:人民卫生出版社,2012.

[12]耿爱芹.羊水栓塞5例急救护理[J].齐鲁护理杂志,2012(06):61－62.

[13]王晓军,许翠萍.临床急危重症护理[M].北京:中国医药科技出版社,2011.

[14]温贤秀.实用临床护理操作规范[M].成都:西南交通大学出版社,2012.

[15]付平,林国礼.新生儿及小儿护理技术改进[J].中国民族民间医药,2011(01):100.

[16]孙燕,易祖玲.骨科护理[M].北京:人民军医出版社,2010.

[17]吴荷玉,王萍.急性冠状动脉综合征早期冠状动脉血运重建术的手术配合[J].中华护理杂志,2011(12):1220－1221.

[18]李俊华,程忠义,郝金霞.外科护理[M].武汉:华中科技大学出版社,2013.

[19]王瑛,季艳玲,吴鹏.老年骨折患者危险因素分析与综合护理干预[J].齐鲁护理杂志,2013(16):49－50.

[20]袁丽,武仁华.内分泌科护理手册[M].北京:科学出版社,2011.

[21]赵东红,王健.羊水栓塞5例急救护理[J].中华护理杂志,2012(06):557－558.

[22]刘杰,吕云玲.内科护理[M].北京:人民卫生出版社,2010.

［23］岳晓红,闫翠云,张玢玢.妊娠期糖代谢异常筛查的临床研究［J］.护理研究,2012 (24):2271－2272.

［24］卢根娣,席淑华,叶志霞.急危重症护理学［M］.上海:第二军医大学出版社,2013.

［25］王晓红,王国标,邱平.儿科护理［M］.武汉:华中科技大学出版社,2013.

［26］王兴民.消化病诊疗护理手册［M］.济南:山东大学出版社,2013.

［27］任辉,余珊.内科护理技术［M］.北京:人民卫生出版社,2012.

［28］王丽娟,孙苗芳.非酒精性脂肪肝病运动疗法的研究进展［J］.中华护理杂志,2014 (05):588－592.

［29］石兰萍.临床内科护理基础与实践［M］.北京:军事医学科学出版社,2013.

［30］王青尔,周婷婷,吕桂兰,孙慧敏,谌璐,钱凯,李涛彧,俞雨生.关键监测指标在腹膜透析患者容量管理中的应用效果［J］.中华护理杂志,2014(06):661－666.

［31］邱丽清,蔡文智.内科护理学实验指导［M］.北京:科学出版社,2013.

［32］李静.48例肝性脑病的护理体会［J］.中国伤残医学,2013(04):314－315.

［33］黄行芝,刘庆,彭树兰.临床护理实用手册［M］.北京:人民军医出版社,2011.

［34］李一杰,张孟,何敏.急救护理［M］.武汉:华中科技大学出版社,2013.

［35］邓秀珍.经椎间孔腰椎椎体间融合术治疗腰椎滑脱19例围术期护理［J］.齐鲁护理杂志,2013(07):91－92.